给孩子的
护齿之书

罗 阳
熊 宇 编著
罗 俊

重庆大学出版社

图书在版编目（ＣＩＰ）数据

给孩子的护齿之书 / 罗阳,熊宇,罗俊编著. -- 重
庆：重庆大学出版社,2024.7
ISBN 978-7-5689-4476-2

Ⅰ.①给… Ⅱ.①罗…②熊…③罗… Ⅲ.①牙-保
健-少儿读物 Ⅳ.①R788-49

中国国家版本馆CIP数据核字(2024)第095418号

给孩子的护齿之书
GEI HAIZI DE HUCHI ZHI SHU

罗阳　熊宇　罗俊｜编著

策划编辑：王思楠
责任编辑：陈　力
责任校对：邹　忌
责任印制：张　策
装帧设计：马天玲

重庆大学出版社出版发行
出 版 人：陈晓阳
社　　　址：重庆市沙坪坝区大学城西路21号
邮　　　编：401331
网　　　址：http://www.cqup.com.cn
印　　　刷：重庆升光电力印务有限公司
开　　　本：720 mm×1020 mm　1/16　印张：6.25　字数：73干
2024年7月第1版　　2024年7月第1次印刷
ISBN 978-7-5689-4476-2　　定价：48.00元

序

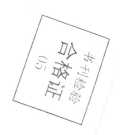

少年强，则国强！

孩子们的健康成长不仅关乎个人和家庭的幸福，更关系到国家的未来和中华民族伟大复兴的中国梦。

党和国家领导人十分重视儿童和青少年的健康。习近平总书记在二十大报告中提出"推进健康中国建设，把保障人民健康放在优先发展的战略位置"。他更是多次就青少年近视防控、加强体育锻炼等关乎孩子们身心健康的问题作出重要指示，强调坚持**"健康第一"**的教育理念，把健康教育工作摆在更加突出的位置，提升孩子们的科学素养，为他们的健康成长和终身发展奠定良好基础。

世界卫生组织报告显示，影响我们身体健康的因素有8％来自医疗，15％来自遗传，17％来自环境，**60％**来自我们的行为和生活方式。与吸烟酗酒、缺乏运动、精神紧张、膳食不合理等生活方式密切相关的慢性非传染性疾病，已经成为影响人们健康的主要卫生问题。对于这些疾病，单靠医院里"妙手回春"的医生往往收效甚微。要想改变一个人的行为和生活方式并不是一件容易的事情，只有动员起全社会的力量，运用健康教育和健康促进的手段，才能提高人们的自我保健意识，提升全民健康素养，让每一个人都成为自己健康的第一责任人。

现在，你们开始阅读这套书，从小的方面来说，是迈出个人的一小步，开始构筑健康的人生；从大的方面来说，则是迈出了提高全民健康素养的第一步。一系列与孩子们息息相关的健康主题，通过国内相关专业领域有着丰富临床经验的医学博士，用幽默却又不失专业的语言表达出来，让孩子们通过书里的知识，把身体健康与自己的生活紧密联系起来，保护视力、爱护牙齿、远离疾病……一点点地提高自己的生命质量。健康中国，是由每一个健康的中国人组成的。孩子们是祖国的未来，只有提升孩子们的健康素养，倡导健康行为和生活方式，培养健康成长的新时代青少年，才能支撑起未来朝气蓬勃的健康中国。

卜修武

中国科学院院士、陆军军医大学第一附属医院教授、

博士研究生导师、主任医师

目 录

01 牙齿的一生

你对你的牙齿一定不会陌生。它们能啃食玉米、撕咬牛排、嗑碎坚果，甚至还可以开瓶盖儿（当然，我们不建议你用牙齿做这个）。从你记事起，关于牙齿还有一些"惨痛"的记忆，比如，切身感受将摇摇欲坠的乳牙弄掉的十种方法（当然，除了自然脱落和找牙医外，我们也不建议你对乳牙下"狠手"）。当乳牙脱落，恒牙长出，牙齿便开始了它们漫长的一生，也是与你相依相伴的一生。

乳牙期

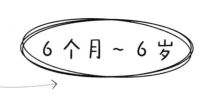
6个月~6岁

当你还是小婴儿时，通常6个月大时，乳牙就会逐渐长出。2岁半左右，20颗乳牙全部长了出来。自6～7岁至12～13岁，乳牙才会逐渐脱落而被恒牙取代。

乳牙期是你生长发育的重要时期。除了咀嚼食物，摄取营养外，乳牙还可以促进面部骨骼（gé）的发育，并且对接下来长出的恒牙有着重要的影响。

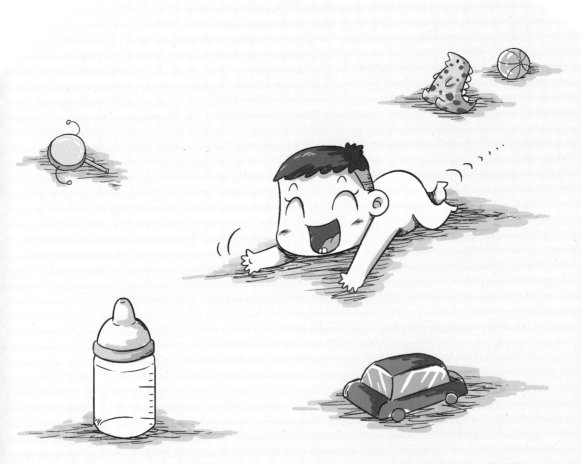

替牙期

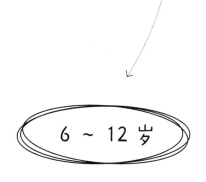

6 ～ 12 岁

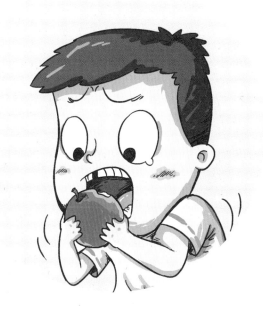

当你6岁时，藏在嘴巴很里面的一颗大牙长了出来，它叫作"第一恒磨牙"，又被称为"六龄牙"。从这时开始，口腔里的乳牙和恒牙同时存在，也宣告了替牙期的开始。需要注意的是，"六龄牙"一直悄悄地站在乳牙列的末端，所以常被误以为是乳牙。

紧接着，不同牙位的恒牙在一定时间内，按照先下后上、左右成对的顺序依次长出来。恒牙会拼命挤掉乳牙，替代它们。恒牙的出牙顺序是相对固定的，如果因为乳牙成了"虫牙"或乳牙过早脱落导致这一顺序被打乱，就可能会使你的恒牙不整齐或者长在错误的地方。

由于你的口腔里并存着乳牙和恒牙，牙齿的排列并不算整齐美观，因此这一时期又被形象地称为"丑小鸭"期。不用担心，丑小鸭终究会蜕变成美丽的白天鹅，随着乳牙逐渐被恒牙所替代，牙齿也会逐渐变得整齐漂亮起来。

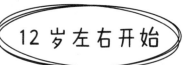

12 岁左右开始

在你12岁左右时，口腔里所有的牙齿都已经变成了恒牙，祝贺你，正式进入了恒牙期。

恒牙除了帮助你咀嚼食物、促进食物消化外，还参与你的语言发音，甚至会影响脸型，它们将用自己的一生来陪伴你。

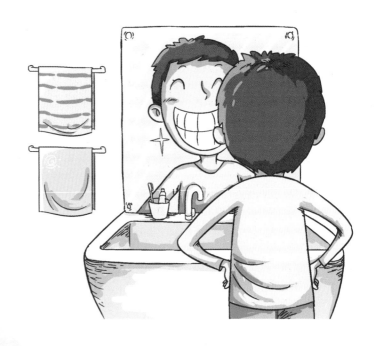

人的一生中只有两副牙齿——乳牙和恒牙，恒牙是我们最后一副牙，再也不会长新牙了，一定要好好爱护它们哦。

乳牙和恒牙的萌出时间

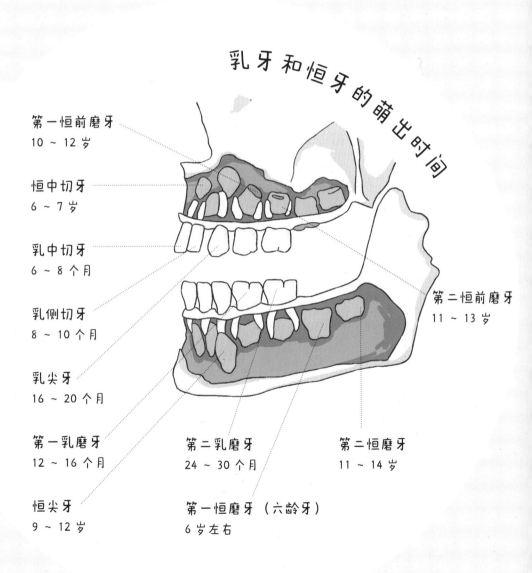

第一恒前磨牙
10 ～ 12 岁

恒中切牙
6 ～ 7 岁

乳中切牙
6 ～ 8 个月

乳侧切牙
8 ～ 10 个月

乳尖牙
16 ～ 20 个月

第一乳磨牙
12 ～ 16 个月

恒尖牙
9 ～ 12 岁

第二恒前磨牙
11 ～ 13 岁

第二乳磨牙
24 ～ 30 个月

第二恒磨牙
11 ～ 14 岁

第一恒磨牙（六龄牙）
6 岁左右

02 牙齿的自我介绍

牙齿军团一共有32位兄弟。它们又被分为切牙、尖牙、前磨牙和磨牙（当然不是所有人都有那4颗智齿，也有的人甚至长了36颗牙）。

牙齿们看似平平无奇却个个身怀绝技，从它们的绰号就能听出一些端倪 (ní)："剪刀手""撕裂者""无敌大磨盘"，现在就来见识它们各自的本领吧！

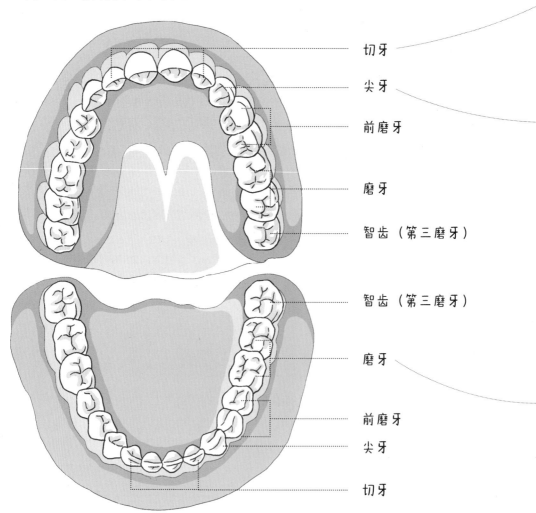

切牙

尖牙

前磨牙

磨牙

智齿（第三磨牙）

智齿（第三磨牙）

磨牙

前磨牙

尖牙

切牙

切牙

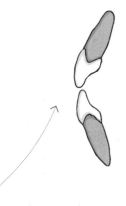

我们是切牙，在戒备森严的牙齿王国，我们是第一道关卡。笔直地站在正中的是两位中切牙士兵，它们各自的旁边，还有一名侧切牙士兵把守。当上下切牙咬合接触时，就像一把锋利的剪刀，可以切断食物。这就是我们作为"剪刀手"声名在外的主要原因。

尖牙

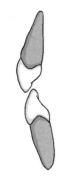

我们尖牙又被称为"犬牙""犬齿"，排列不齐的尖牙也称"虎牙"。跟虎、狼、豺、豹等肉食动物发达的尖牙一样，我们能够轻而易举地刺穿、撕裂食物。"撕裂者"只是对我们如实的描述，并未夸大其词。

前磨牙 / 磨牙

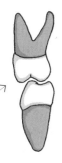

我们"无敌大磨盘"军团是口腔中块头最大的牙齿。前磨牙一般有两个牙尖，所以又称"双尖牙"。磨牙通常有 4~5 个牙尖。这些牙尖高低不同，形成了山谷一样的"窝沟"结构。上下牙尖在咬合时相互嵌合，就像磨盘一样可以把食物磨碎。磨得越碎，肠胃就越容易将食物消化。

03 不好的口腔习惯
会伤害你的牙齿

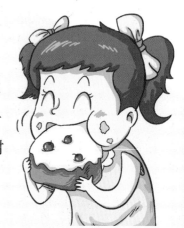

牙齿军团都顶着"叱咤 (chì zhà) 风云"的绰号，看似彪悍 (biāo hàn)，但是你们的一些坏习惯很可能轻而易举就突破它们的防线，对它们造成极大的伤害。

这些习惯会伤害你的牙

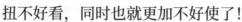

你可能很喜欢蛋糕、冰激凌、软糖这些甜滋滋的食物，很巧，你口腔里的细菌也喜欢。如果过多或过于频繁地吃这些甜食，而又不好好刷牙的话，会导致龋 (qǔ) 齿 (就是牙齿有洞了)。

如果你在3岁以后还保留着咬手指、笔或其他东西的习惯，这可能会导致你的牙齿发育异常，不整齐，七歪八扭不好看，同时也就更加不好使了！

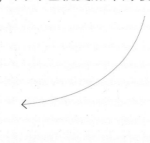

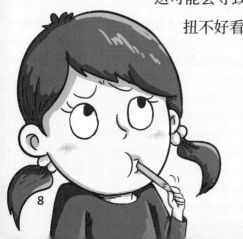

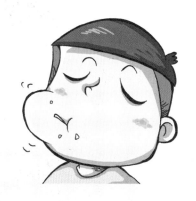

如果你吃东西的时候，总是喜欢只用一侧的牙齿咀嚼。长期这样，可能就会造成你的左右脸不对称，变成"歪歪脸"。

如果你总是喜欢一些软软的精细食物，咀嚼力度不够，对颌（hé）骨（就是脸上支撑口腔的骨头）的发育刺激就会不足，不仅影响颌面部发育，还有可能导致"双排牙"，也就是乳牙还没有掉，恒牙就硬要歪着向外长。

也许你睡觉的时候喜欢张口呼吸，这样有可能会造成上牙前突（俗称"龅（bāo）牙"）或下颌后缩，影响你的容貌。如果你还总是喜欢侧向一个方向或是趴着睡觉，那也有变成"歪歪脸"的可能哦。

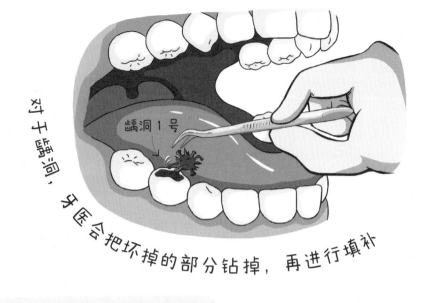

对于龋洞，牙医会把坏掉的部分钻掉，再进行填补

龋洞 1 号

不好好刷牙是个坏习惯

刷牙，对你来说是保护牙齿最简单、最有效的方法之一。如果你忽视了这一点，那就糟糕了！口腔中的食物残渣一旦和细菌结为了盟友，就会形成牙菌斑附着在牙齿表层。

如果再来一点儿糖——这是牙菌斑中的致病菌最喜欢的东西——它们就会异常兴奋，对牙齿发起更猛烈的攻击，最终在牙齿上留下黑乎乎的小洞，这就是龋洞（人们也管它叫"虫牙"）。别对"虫牙"不以为然，当它们慢慢侵犯到你的牙髓(suǐ)神经时，可有你的苦果吃。

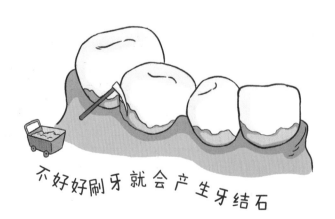

不好好刷牙就会产生牙结石

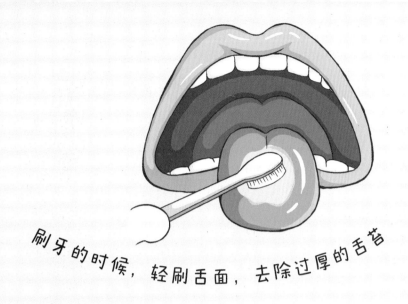

刷牙的时候，轻刷舌面，去除过厚的舌苔

食物残渣和细菌还喜欢停在牙齿和牙龈（yín）的交界处刺激牙龈，如果它们再与唾液中的矿物质发生化学反应，就会转变成粗糙的牙结石，变得难以清除。这可能会引起牙龈炎，导致出现牙龈肿胀、反复出血等症状。如果及时刷牙，清除细菌，可以很快好转。

食物残渣和舌头的表面结构混合在一起时，还会形成一层舌苔。如果舌苔太厚，可能会使口腔发出难闻的味道，甚至还可能引发口腔炎症。

小提示

如果你正在佩戴活动矫（jiǎo）治器，请记住，刷牙的同时也一定要把矫治器清洁干净，否则矫治器表面会吸附大量的白色念珠菌，导致口腔发炎。

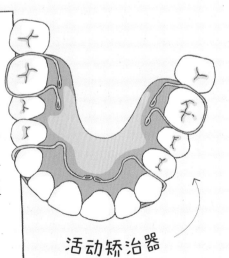

活动矫治器

04 清洁牙齿的好帮手

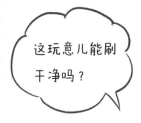

这玩意儿能刷干净吗？

在很早以前，古人就开始用柳枝清洁自己的牙齿；宋辽时期，我国出现了世界上第一把牙刷。牙刷是你们生活中必不可缺的用品，你们可能对它已经非常熟悉了，但是你真的会挑选牙刷吗？

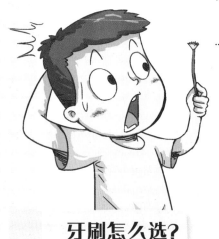

牙刷怎么选？

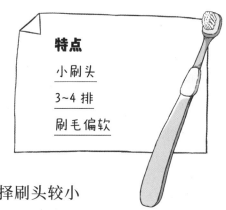

特点

小刷头

3~4 排

刷毛偏软

牙医建议，儿童可以选择刷头较小的牙刷，大概3~4排刷毛最合适。较小的刷头比较容易深入口腔又深又窄的角落进行清洁。尽量选择中等偏软的刷毛，避免对牙齿造成不当的磨损。同时，较软的刷毛对牙龈可以起到很好的按摩作用。

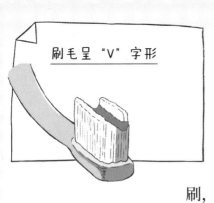

刷毛呈"V"字形

在市面上你还会看到一些特殊的牙刷，可以提供给有特殊需要的人群使用。比如，正畸（jī）专用的，刷毛呈"V"字形的牙刷；牙周病患者专用的牙刷刷毛则更加柔软。

当然，你可能也在使用市面上比较流行的电动牙刷，它们拥有计时器、压力控制等各种程序，能帮助你更好地刷牙。但是，你如果说它们比手动牙刷更优秀，那也不一定。掌握正确的刷牙方法远比选择电动牙刷还是手动牙刷更重要。

请好好利用电动牙刷的计时功能，保证刷满 3 分钟哦。

⚠ **注意** 牙医提醒：最多 3 个月就应该更换一次牙刷哦。

牙膏怎么选？

　　谈到牙刷，当然就离不开牙膏。市面上一般的牙膏，差不多都是由研磨剂、调味剂和添加剂构成。为了避免牙齿的不当磨损，牙医还会建议你们选择研磨颗粒较细的牙膏。

　　牙膏中通常还添加了一种被称为"氟（fú）"的成分，你可能听说过。氟是一种非常神奇的元素，牙膏中的氟，不仅可以抵挡口腔中的细菌，预防龋齿，还能让牙齿变得更加坚固。一般来说，牙医会建议你们选择含氟的牙膏（1岁以下的儿童除外，因为他们可能会把牙膏吞进肚子里）。

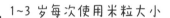

1~3岁每次使用米粒大小

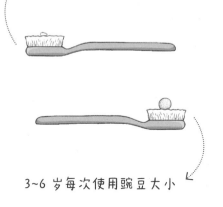

3~6岁每次使用豌豆大小

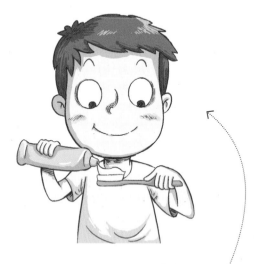

6岁以上儿童使用的牙膏含氟量
不超过0.15%

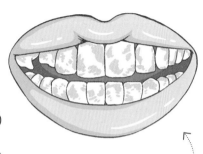

需要注意的是，儿童时期（8岁前）摄入过多的氟可能会出现氟斑牙的症状。你们在刷牙时，千万不要因为牙膏是草莓味或者葡萄味就吞食牙膏哦。

氟斑牙上面的氟斑，刷牙是无法清除的

当然，对于一些特殊人群，还有专用的功能型牙膏。例如能够去除牙齿上烟垢、茶渍的增白牙膏、减少牙齿敏感的脱敏牙膏、止血抗炎的药物牙膏等，可以根据自己的需求进行选择。

牙医友情提醒
对于一些含抗菌药物的功能性牙膏，最好能够不时地更换，以免药物成分的长期作用造成口腔菌群的失调。

清洁牙齿还可以用到它们

日常生活中，除了刷牙，还有些可以清洁牙齿的好帮手。比如，牙线棒上面那根细细的牙线在牙齿之间的缝隙滑动，可以轻易地除去牙齿之间的食物残渣，更好地保护牙齿和牙龈的健康。

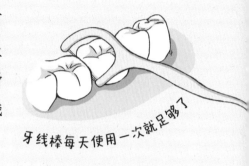

牙线棒每天使用一次就足够了

此外，还有人推荐冲牙器(有时也被称为水牙线)或者漱口水来清洁口腔。这些方法对口腔的清洁有一定的辅助作用，可以根据自己的需要合理选用。

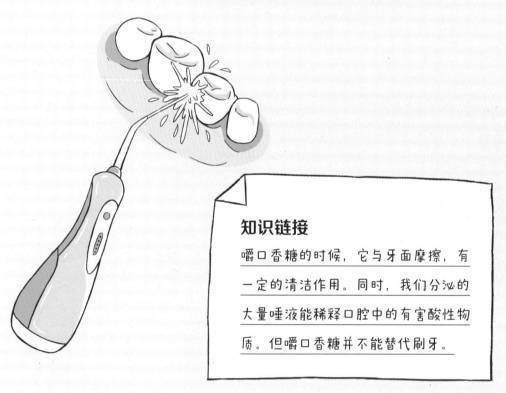

知识链接

嚼口香糖的时候，它与牙面摩擦，有一定的清洁作用。同时，我们分泌的大量唾液能稀释口腔中的有害酸性物质。但嚼口香糖并不能替代刷牙。

牙缝刷的大作用

牙缝刷和前面提到的牙线一样，可以对牙齿根部缝隙以及牙刷到不了的部位进行深度清洁。它的用法甚至比牙线更简单，只需要将牙缝刷轻轻插入牙缝来回移动，就清理干净了。

你的爸爸妈妈可能会用到牙缝刷，因为大人到了四十岁左右，由于牙龈的回缩，会导致牙缝变大，食物残渣更容易藏身于牙缝之间。牙缝刷能在狭小的牙缝间穿梭，将食物残渣清理出来。

由于牙缝刷的种类比较多，可能一下子买不到适合自己的，如果牙缝刷不适合自己，使用时往往会卡在牙龈处。不过没有关系，多尝试几种，总会找到适合自己的一款。

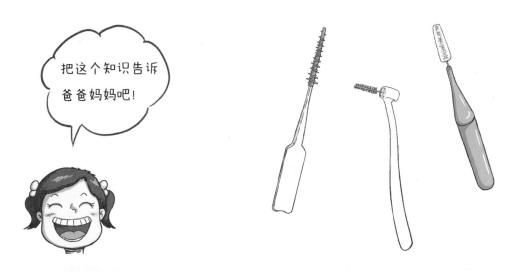

把这个知识告诉爸爸妈妈吧！

⚠️ **注意** 刷牙是清洁口腔最重要的方法，冲牙器、牙线和漱口水等只是对刷牙的补充，绝对不能替代刷牙。

刷牙，你做对了吗？

第一步

手持刷柄，刷毛指向牙根方向（上颌牙向上，下颌牙向下），与牙根部呈45°角，轻微用力，开始清洁牙齿。部分刷毛靠近牙龈，可以为牙龈提供充分的按摩。

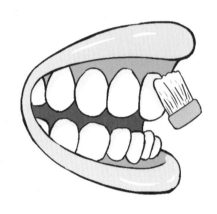

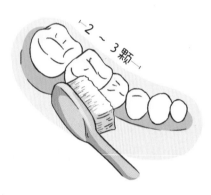

第二步

以2~3颗牙为一组，短距离（约2mm）水平移动牙刷4~6次。

第三步

清洁牙齿的内侧面，也使用前一步同样的刷法。

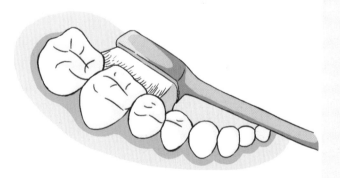

第四步

　　咬合面上的窝沟很容易积聚细菌，一定要注意清洁，这时小刷头的优势就体现出来了。

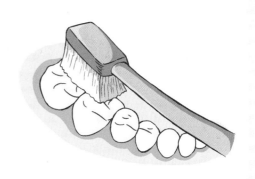

第五步

　　前牙内侧有些特殊，需要将刷头竖起来，自上而下拂刷，不做来回拂刷。刷下前牙时，自下而上拂刷。

第六步

　　按照右下图划分的6个区域认真仔细刷牙，保证牙齿正面、侧面、内侧面以及咬合面都刷到。

　　别忘了还有最后一颗牙的后牙哦。

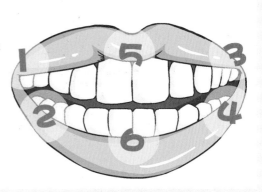

05 给牙齿做体检

在儿童和青少年时期，脸部发育最为迅速。你们慢慢地长大，乳牙逐步被恒牙替代，颌骨也在不断生长。这个时期，如果没有养成良好的口腔卫生习惯可能会遭受牙齿龋坏（影响牙齿的咀嚼功能）；甚至还可能导致脸部发育异常（影响容貌）。因此，牙医建议，在这个时期，不仅需要拥有良好的口腔卫生习惯，也需要每年两次的牙齿体检来为其保驾护航。

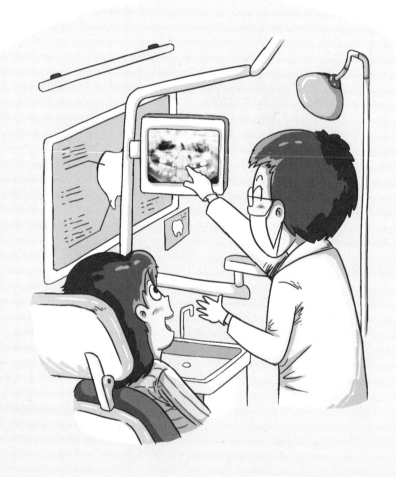

牙齿体检清单

口腔整体情况：你的牙齿排列是否整齐？有没有龋齿？牙龈、牙周是否健康？乳牙、恒牙替换的时间和顺序是否正常？牙医还能够从你口腔的卫生状况看出你是否具有良好的口腔卫生习惯。

不良口腔习惯：牙医会根据你的牙齿排列情况、手指或口腔黏膜上的"蛛丝马迹"发现你是否有张口呼吸、咬下唇、偏侧咀嚼、咬手指或其他异物等不良习惯，并及时帮你纠正。

牙齿 X 线片：当牙医想要了解你牙齿的内部情况时；想看看你牙齿表面有没有龋坏时；或者想评估一下你牙齿和颌骨的发育时……就会借助到 X 线片。

口腔保健：根据牙齿替换和萌出的情况，牙医会建议你及时地做牙齿涂氟、窝沟封闭等预防措施，防止牙齿发生龋坏。对于坏牙，牙医会及时地帮你修补。此外，牙医还会指导你正确刷牙和做好口腔健康措施。

06 该如何去口腔科看牙

如果你的牙齿出现了一些问题，需要牙医帮你解决，那么你需要先了解口腔科的就诊流程。在大型综合医院，口腔科除了检查口腔（包括口腔内的黏膜、舌、神经血管等软组织，以及牙齿、颌骨等），还要检查颌面部（额头以下的腺体、肌肉、关节、血管等和锁骨以上范围）。

① 可以打开手机微信进入就诊医院的公众号进行预约挂号，这样会比较方便，也节约时间。

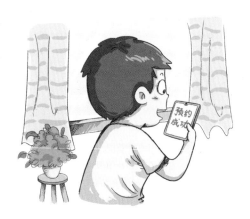

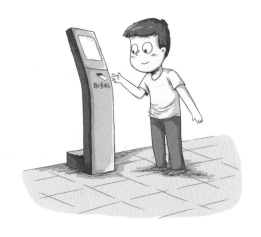

② 预约成功后，到医院的取号机上，取出就诊号。

③ 这里需要特别说明的是，拿着号一定要先去分诊台询问一下护士，看看你需要去哪个诊室就诊。

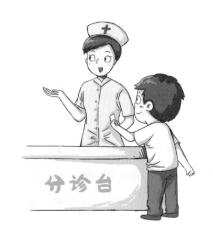

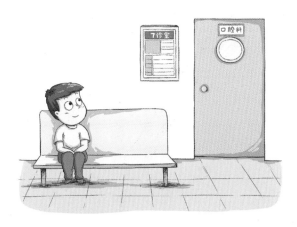

④ 接下来就安心地坐在你要就诊的诊室门口等候。

⑤ 当叫到你名字时，你就可以进诊室就诊了。

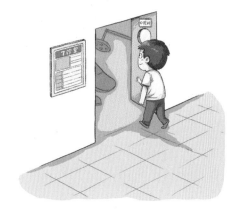

温馨提醒：
在你走进牙科诊室之前，建议先把牙齿刷干净。能细致到用牙线清理牙缝当然就更好了！

当你走进诊室，你会闻到一股特殊的、属于口腔科的消毒水味道。牙医会让你坐上治疗椅，躺下，把头放在头枕上，他们转动头枕方向，就可以观察到你所有的牙齿。当然，操作台上还有很多看起来让人有些害怕的工具，应该让你知道牙医们在什么时候会用到它们。

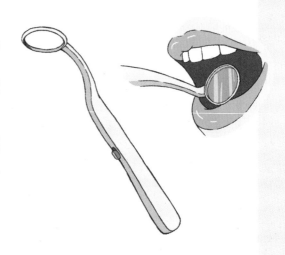

口镜

口镜可以对口腔里无法直视的部分进行仔细观察，它还能聚集光线，让牙医把口腔里黑乎乎的地方看得一清二楚。

镊子

这家伙可不仅仅是用来夹小物品的，在检查你牙齿的时候，牙医可以用它来进行叩诊（敲一敲），从而判断你牙齿的疼痛程度。

探针

当牙医检查你牙齿各面的点、隙、裂、沟或龋洞时需要用到探针，除此之外，牙医会结合你的感觉用探针来发现你牙齿表面敏感的程度和范围。

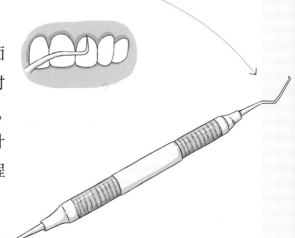

超声波洁牙机

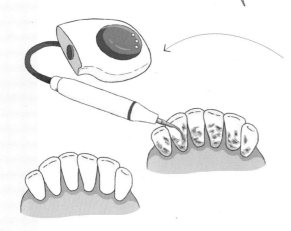

对牙齿进行超声波（高频）振动，可以清除牙齿表面附着的牙结石、牙菌斑、烟渍、茶渍等，让牙齿变得光滑、洁白，使口气更加清新。

牙科高速手机

从外形上看，它与"手机"并没有什么太大的关联，当你的牙齿需要钻孔、打磨、修复时会用到它。注意，它高速转动时发出的"吱吱"声，会让人感到不太舒服。

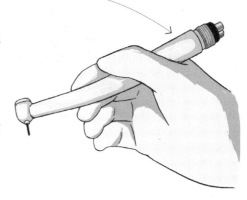

牙医教你克服就医恐惧

因为害怕看牙，导致牙病越来越严重，患者将会付出更大的代价。这代价不仅包括金钱上的，也包括身体上的。如果你不想把小问题拖成大问题，趁病情还没那么严重，赶紧把它解决了吧。

① 你可能不太想别人摆弄你的口腔，这样会引起你反胃、干呕。这个时候，你脑子里可以想想一会儿回家到底是看动画片还是玩拼图。总之，除了看牙这件事，其他的都可以想。

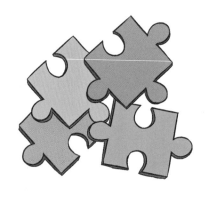

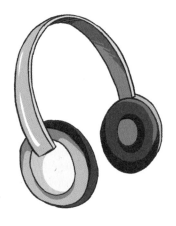

② 如果牙医告诉你治疗时间将会很长，你可以戴上耳机。一来可以打发无聊的时间，二来可以盖住机器的声音，会使治疗器械工作时发出的声音显得不那么刺耳。

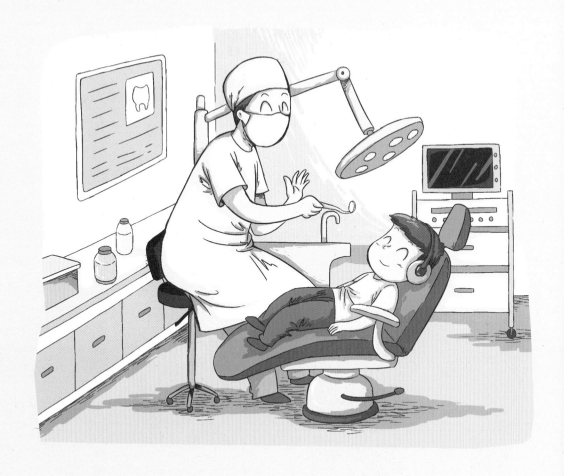

③ 在牙医开始工作之前，和他/她聊聊。
比如，你妈妈用花椒治疗牙疼这件事
情是否真的可靠。牙医会告诉你真相，
你可以帮妈妈走出误区，获得表扬。
想到这里，是不是轻松多了？

07 你可能会遇到的牙齿疾病

一张牙齿的 X 线片

当你因为牙痛去口腔科求助牙医时，医生往往会要求你拍一张牙齿的 X 线片来帮助诊断。这是因为他们无法通过肉眼看到你们牙龈和牙齿内部的问题。

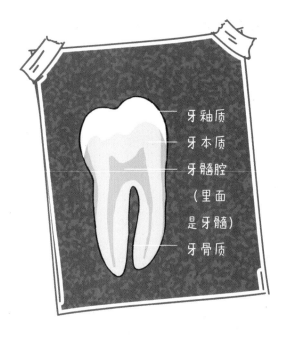

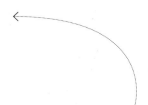

牙齿由牙釉(yòu)质、牙本质、牙骨质和牙髓组织等组成。一旦牙齿的任何部位出现问题，都逃不过 X 线片的"火眼金睛"。经验丰富的牙医则根据 X 线片对牙齿的问题进行准确诊断，并给出相应的治疗方案。

牙釉质
牙本质
牙髓腔
（里面是牙髓）
牙骨质

牙医还可以通过 X 线片观察牙齿的发育和替换情况，比如乳牙和恒牙的替换期是否存在异常。此外，对于一些"埋伏"在骨组织里的阻生齿和多生牙，以及骨组织中的一些囊（náng）肿等病变都可以通过 X 线片进行诊断。

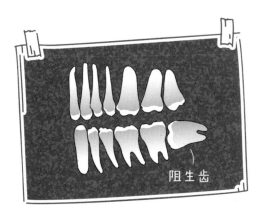

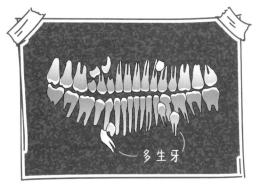

牙齿的 X 线片拍摄，不同于身体其他部位 X 线片的拍摄方法，接收 X 射线的感光片必须放在口腔中，这需要你配合医生才能完成。

首先，医生会在口腔中为感光片找到合适的位置。然后，你需要把手指伸入口腔，把感光片紧贴并固定在牙齿的内面。接下来，医生会把拍照用的"镜头"（牙科 X 光机的球管）对准你的面颊部，随着一声清脆的"嘀"声，牙片就照好了。

⚠️ **注意** 在拍照过程中，我们千万不要动，否则拍出来的牙片会模糊不清，从而影响医生的诊断。

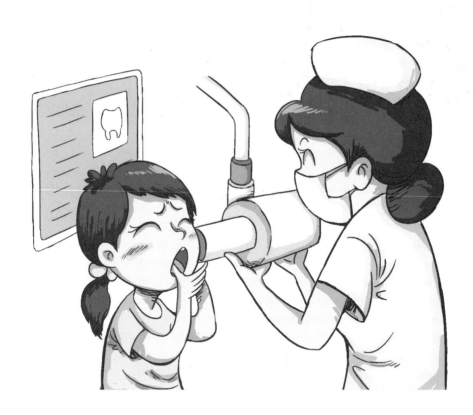

常用的牙科 X 线片有根尖片 (就是常说的牙片)、全景片 (可以同时显示全口牙齿的牙片) 和牙科专业 CT。全景片和牙科专业 CT 的照片方式比较简单，你们只需要听从医生的指示照做就行。

牙医通过专业 CT 可以给牙齿拍一张三维立体图片，通过计算机的三维重建技术，可以看到牙齿高清晰的立体影像，一些极微小的问题也无所遁形，而且牙医还可以在计算机上进行一些复杂的手术设计和手术导航。

你们可能也知道，大量的 X 线辐射对人体是有害的。尽管牙片的辐射剂量非常小 (在合理的防护下，即使是孕妇也可以安全地拍摄牙片)，但还是应该尽量减少在 X 线下的暴露。看牙时是否需要拍摄牙片，请相信你的牙医会做出合理的选择。

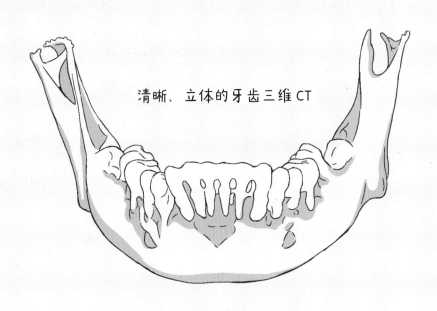

清晰、立体的牙齿三维 CT

缺的、烂的乳牙真的可以不管吗？

你们的爸爸妈妈是不是也有过这样的想法：乳牙迟早会掉，缺了、烂了也无所谓，将来只要保护好恒牙就行了。

这想法，可真是会阻碍你们获得一口好牙啊！

乳牙虽然会被恒牙替代，但是对牙齿一生的健康至关重要。乳牙是你们小时候重要的咀嚼器官，如果在这个时期，乳牙龋坏而没有及时治疗，不仅会导致生长发育受到影响，还会影响面部美观哦。乳前牙缺失甚至还会影响说话、发音。

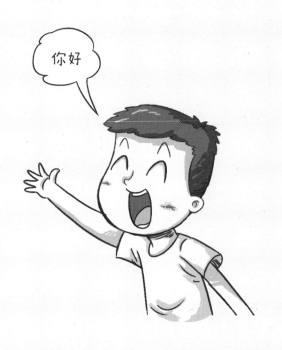

影响发音

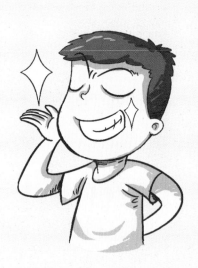

影响外观

乳牙的作用很大，当你们吃东西时，咀嚼压力通过乳牙传导至颌骨，从而刺激颌骨的生长发育。如果乳牙大量龋坏则无法用力咀嚼，或食物过于精细导致颌骨发育不足，都可能引起恒牙的排列不齐、拥挤和阻生。

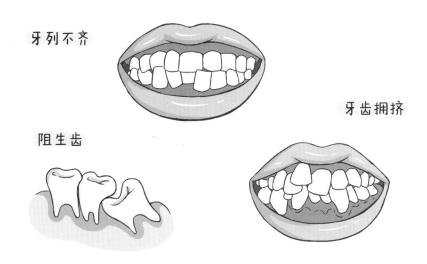

此外，如果乳牙因龋坏而过早脱落，还有可能导致后继恒牙早早地长了出来，从而改变恒牙的正常生长顺序，发生恒牙排列不齐或阻生。

⚠ **注意** 如果乳牙过早脱落，应当佩戴间隙（xì）保持器和阻萌器，以维持正常的恒牙萌出位置。

要命的牙疼

"牙疼不是病，疼起来真要命！"第一次牙疼绝对会让人记忆深刻！但这可不只有疼，不能忍忍就过了！

牙医会非常严肃地告诉你：牙疼肯定是一种病。

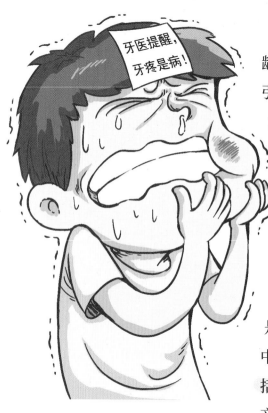

多数情况下，牙疼是由龋齿（也就是俗称的"虫牙"）引起的。很早以前人们认为龋齿是被虫蛀之后导致的，在我国最早的文字——甲骨文中，就记录了由"虫"和"牙"构成的"龋"字。但随着现代医学的发展，人们已经逐渐认识到，龋齿中其实并没有虫，它是由口腔中的细菌分解食物中的糖分（这里所说的糖还包括了淀粉等碳水化合物），所产生的酸，缓慢溶解牙齿导致的。

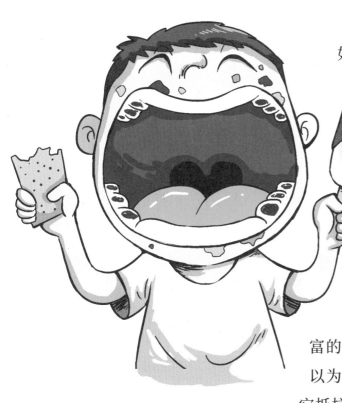

如果你不小心患上龋齿，又没有及时处理的话，牙齿的牙釉质、牙本质等结构就会逐渐被溶解破坏，随着病变向更深的部位进展，细菌就会接近并进入牙髓腔。

牙髓腔中的牙髓有丰富的血管和神经，在健康时可以为我们的牙齿提供营养，但它抵抗细菌的能力很弱，一旦被细菌侵蚀，就会导致急性牙髓炎——也就是你剧烈牙疼的罪魁(kuí)祸首。

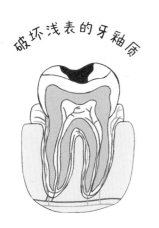

破坏浅表的牙釉质

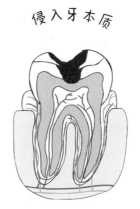

侵入牙本质

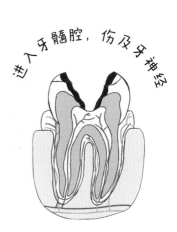

进入牙髓腔，伤及牙神经

一颗龋齿的发展进程

小洞不补，大洞吃苦

从前面的内容你们已经知道，在多数情况下，牙疼是因为严重的龋齿伤及了牙神经。

早期的龋齿并不是常见的黑乎乎的洞，而是牙面上出现的一些粗糙的白色斑块。这时，如果加强口腔卫生，积极涂氟治疗，牙齿是可以恢复正常的。

涂氟治疗

牙医将你的牙齿充分洗净、消毒，将氟化物均匀地涂抹在牙齿表面，就像给牙齿穿上了一层坚固的盔甲，让它们变得更加耐酸，从而保护牙釉质，预防龋齿。

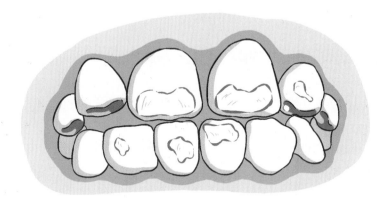

牙齿上的白色斑块就像白色粉笔的颜色，又被称为白垩（è）色，专业术语为"脱矿"。

如果早期龋齿没有及时治疗，牙面继续被腐蚀，就会引起牙齿表面结构的崩解，这时牙齿就会表现得像虫蛀一样，形成黑黑的龋洞。牙齿一旦形成龋洞，是无法自己愈合的，只能求助牙医，对牙齿进行充填治疗（也就是常说的"补牙"）。

① 先用高速牙钻把龋洞里腐坏的牙齿组织去除干净，并修整边缘形成窝洞

② 再把窝洞仔细消毒

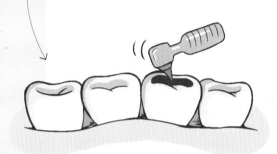

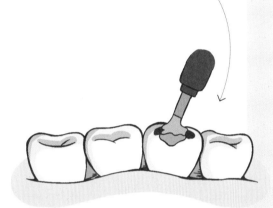

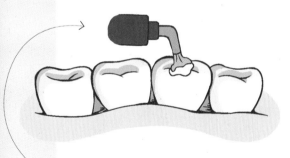

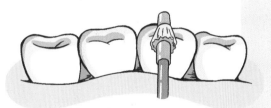

③ 用树脂材料把窝洞补好

④ 最后对牙齿进行抛光打磨

如果龋病没有得到控制，继续发展，细菌就可能到达牙髓腔引发急性牙髓炎的症状——剧烈牙疼。由于牙髓的抗感染能力很弱，一旦引起牙髓炎，发生牙髓坏死几乎是唯一的结局。这个时候，只有通过完善的根管治疗才能去除牙髓腔和牙根的炎症。

知识链接　　　**根管治疗**

根管治疗是保存牙齿的重要手段，在根管治疗出现以前，对牙髓坏死的牙齿通常只有拔除这一种方法。

① 去除坏死的牙髓组织并疏通根管

② 清理、扩大根管，去除渗入根管壁的细菌

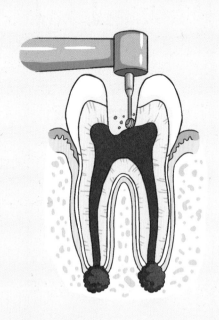

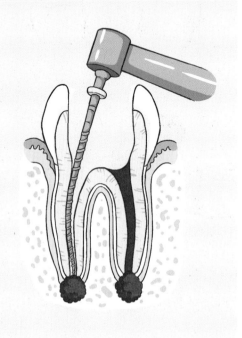

③ 根管封药消毒一周或数周

④ 用牙科专用材料将根管完全充填，并封闭起来

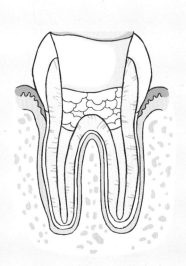

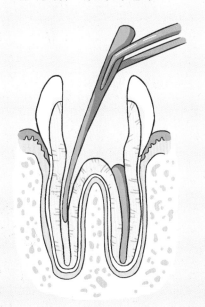

牙冠修复体

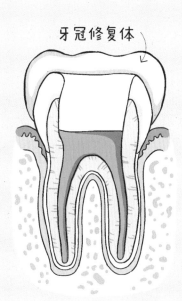

⑤ 完成填充。注意：牙髓坏死后，失去牙髓的牙齿会变脆，多数做过根管治疗的牙齿，外面还需要做一个全冠修复体，像安全帽一样保护牙齿，以免其受力后折断或劈裂

如果牙髓炎没有及时治疗，炎症甚至可能在牙齿周围扩散，引起根尖周炎、面部软组织感染和颌骨骨髓炎，甚至还可能成为潜在的感染源，导致亚急性心内膜炎等严重的全身性炎症。如果牙齿正处在生长发育时期，牙髓坏死还会中断牙齿的发育，影响牙根的形成。

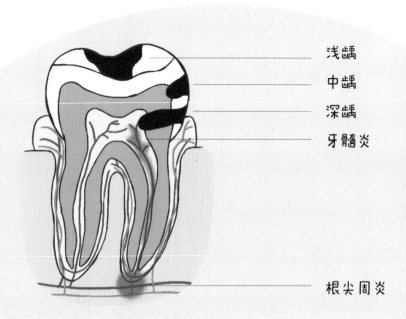

浅龋
中龋
深龋
牙髓炎

根尖周炎

牙医忠告

　　小洞不补，大洞吃苦！早期的龋病治疗是非常简单和有效的，但如果忽视且任其发展，不仅会使后续治疗更加复杂，而且病变还可能导致局部或全身的严重疾病。

当一些意想不到的事情发生

　　摔跟头可能是你们成长路上经常会发生的事情，如果运气不好，还可能让牙齿受伤。最倒霉的要数前牙，在最暴露的位置，如果牙医开启"最倒霉牙外伤"的投票，它们一定可以荣登榜首。

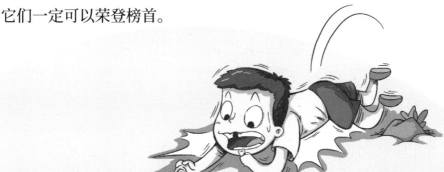

关于牙挫伤

　　当牙齿受到比较轻的外力撞击后，没有明显的松动或只有轻微的松动，但伴有明显的疼痛，牙龈还可能出现少量渗血，这种情况通常被称作"牙挫（cuò）伤"，这时牙齿的损伤并不严重，只要注意避免受伤的牙齿受力或啃咬东西，过一两周后牙齿就会逐渐牢固，疼痛也会很快消失。

　　但如果牙齿出现明显的松动，就需要求助牙医，将松动的牙齿和周围的牙齿固定在一起，经过3~4周的恢复，牙齿也可以逐渐变得牢固。

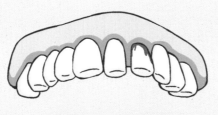

牙齿松动的时候
千万不要啃食过硬的食物哦！

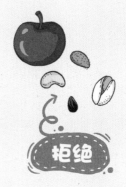

拒绝

关于牙齿折断

如果受伤时外力比较大，牙齿可能会被折断。如果只是小部分折断，牙齿没有明显的不适，或在吸冷气或喝凉水时有轻微的敏感，那么只需要把缺损的部分补起来就行了。

如果牙齿大部分折断，就可能会伤到牙髓腔，出现牙髓暴露。这时，在牙齿的断面上可以看到渗血的小红点并且疼痛感明显。这种情况下，就需要对牙髓进行治疗后再修复折断的牙齿了。当然，如果折断的位置太深，牙根折断较多，那么牙医也无能为力，只有忍痛拔除受伤的牙齿了。

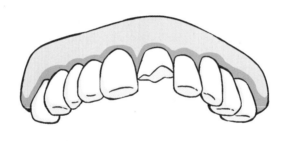

小部分折断并不会太严重，

补上损失的部分即可

⚠️ **注意** 去医院时，把折断的牙齿一并带上，有时会有意想不到的惊喜哦！在某些情形下，牙医可以通过断牙再接的方式让受伤的牙齿在外观上恢复如初。

关于牙脱位

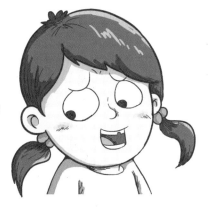

还有一些惨痛的情况，会导致牙齿整颗从口腔中脱离出来，被称作"牙脱位"。一旦发生牙脱位，不要慌张，尽快找到脱落的牙齿并浸泡在温和的液体里（比如牛奶）。如果没有合适的液体，可以把脱落的牙齿含在舌头下面。牙医会在第一时间把脱落的牙齿植回原来的位置，牙齿重新长牢固的概率是非常大的。

当然，为了减少牙齿外伤，在剧烈运动时佩戴一副运动防护牙套也挺管用。

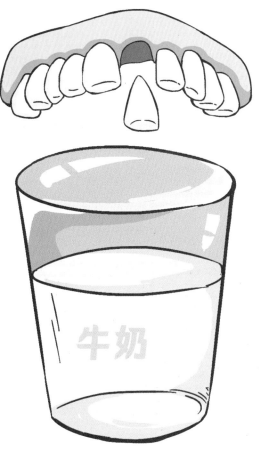

冷、热、酸——退

"冷热酸甜，想吃就吃……"伴随着电视广告里咀嚼冰块清脆的"嘎嘎"声，牙齿敏感的你是不是有点羡慕嫉妒恨？其实只要注意牙齿的保护和定期检查，你也可以做到（牙医并不建议直接咀嚼如此坚硬的冰块）。

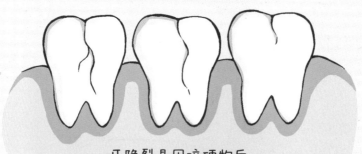

你们的牙齿都被坚硬的盔甲——牙釉质、牙本质和牙骨质包裹着，但在坚硬的外表下，它们也有柔弱的一面，能感知冷、热、酸等来自外界的刺激。如果牙齿有龋病、严重磨损或者牙隐裂导致牙釉质的完整性被破坏；或者因为刷牙方式不正确（例如使用硬毛牙刷粗暴地横向刷牙），导致牙釉质和牙骨质迅速磨耗，使牙本质直接暴

牙隐裂是因咬硬物后
导致牙齿出现深入牙本质的裂隙

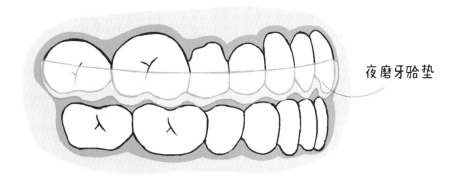

夜磨牙粭垫

露在外……这些情况，都可能会让牙齿出现对冷热刺激敏感的症状。

出现牙齿敏感症状时，需要让牙医帮助你分辨敏感的原因，对症处理。一般情况下，可以使用脱敏牙膏，或者用药物、激光等方法对牙齿进行专业的脱敏治疗，并注意使用正确的刷牙方法，牙齿敏感的症状都能得到明显改善。

如果是因为夜磨牙等导致的牙釉质广泛磨耗，还需要制作并佩戴夜磨牙粭（hé）垫，以减轻对牙齿的损伤。

如果是因为龋齿、牙齿严重磨损或牙隐裂引起的敏感症状，就需要请牙医进行相应的填充治疗或全冠修复，以免越来越严重。

⚠️ **注意** 因为牙齿敏感所产生的刺激性疼痛感并不是持续性的，当直接刺激去除后，疼痛应该会迅速消失。如果刺激去除后疼痛仍然持续较长时间，说明已经伤及牙髓，这时就需要进行相应的牙髓治疗了。

08 如果你的牙齿很难看

不可否认，牙齿的形状和排列与遗传有着密切的关系，所以你常常可以见到一些双胞胎，或者父母和子女的牙齿形状和排列几乎完全一样。也就是说，你的牙齿不太好看，有可能是遗传原因，但更大的可能是，你的口腔习惯不好。

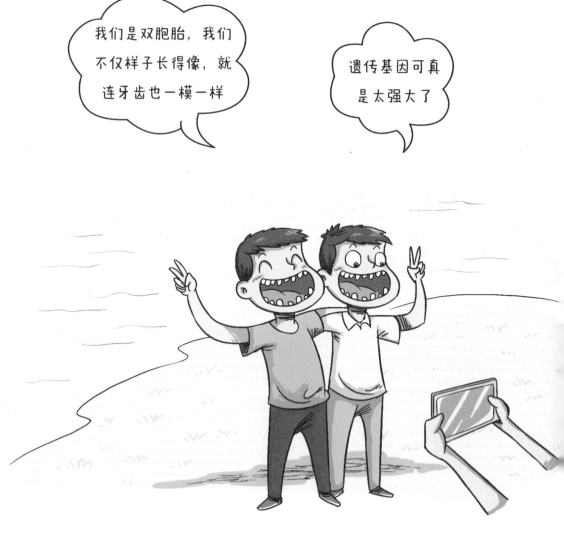

我们是双胞胎，我们不仅样子长得像，就连牙齿也一模一样

遗传基因可真是太强大了

如果在很小的时候，你习惯躺着用奶瓶喝奶，就可能会导致"地包天"；在3~4岁时，如果喜欢用上牙咬着下唇，长此以往，会导致"龅牙"和下颌后缩畸形；再大一点的时候，蛀牙可能会找上你，如果不及时治疗，龋坏的乳牙会疼痛，使你不愿常常用它们，从而不能有效地传递咀嚼力来刺激颌骨发育，这会导致面部发育不对称，造成严重的面部畸形。

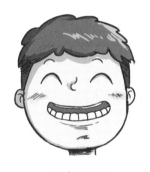

"地包天"

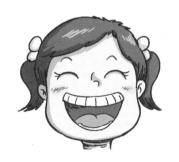

"龅牙"

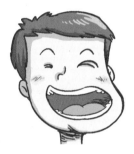

面部畸形

　　此外，在你的生长发育时期，还有很多容易导致脸型变得奇怪或牙齿排列不齐的习惯，比如咬笔或咬手指头、长期朝向一侧睡眠、吞咽时咬舌等。一旦发现这些情况，一定要及时求助牙医，牙医会根据牙齿畸形的情况帮助你选择合理的矫治方案。

牙齿矫治的黄金时间

　　当然，在恒牙替换乳牙的过程中，有一些情况是不需要矫治的，比如一些暂时性的牙齿排列畸形——前牙牙缝过大、上门牙向两侧歪斜或上下牙列咬合接触过紧等。这些畸形多数可以随着颌骨的发育和恒牙的萌出而逐步改善，自行纠正。

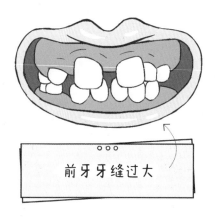

前牙牙缝过大

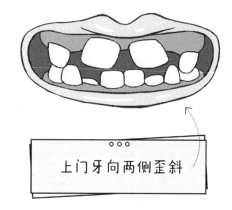

上门牙向两侧歪斜

⚠ 注意

如果你不能判断自己的问题是否需要矫治，那就寻求牙医的帮助吧！

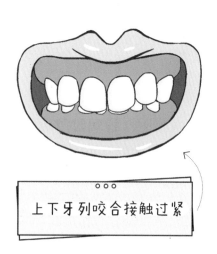

上下牙列咬合接触过紧

一般来说，在你 7~8 岁时会经历第一个颌骨生长发育的高峰。这时，如果医生判断出有恒牙错颌畸形的指征就可以尽早进行干预。如果错过了，等到 10 岁左右，还会有第二个生长发育高峰，依然可以较为容易地进行干预。

当你到了 12 岁左右，正值青春期，生长发育较快而且调整能力比较强，颌骨定型后不易反弹，这时进行牙齿矫治也是可以的。但如果在替牙期就已经干预过，那此时的矫治将变得非常简单。当然，对于一些并不复杂的单纯牙齿畸形，即便到了 18 岁后，甚至是 30~40 岁也仍然有矫治机会。

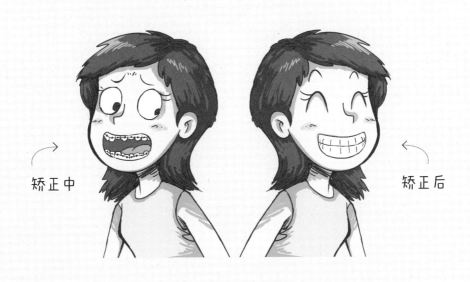

矫正中　　　　　　　　　　　　　　　　　　　　矫正后

一些颌骨发育畸形，在发生的早期是比较容易矫正的。随着年龄的增长和颌骨的发育，畸形会变得更加明显，矫治的难度也会更大。

用哪些方法可以让牙齿变好看

活动矫治器

儿童时期不太严重的牙列畸形，牙医会建议你使用活动矫治器。利用固定在矫治器上的弹簧或钢丝，甚至是你吃饭时的咀嚼力或口腔周围的肌肉力量对牙齿进行加力矫治。

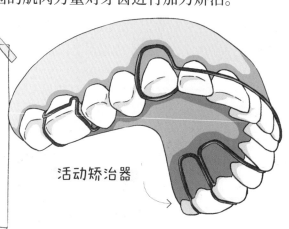

优点：取戴方便
建议：没事儿别取，坚持长期佩戴才能获得良好的矫治效果

活动矫治器

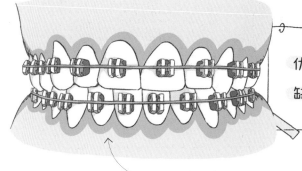

优点：矫治效果好
缺点：不能随时取戴

固定矫治器

固定矫治器

如果恒牙已经替代了乳牙，那么这个时期矫治牙齿就需要用到固定矫治器。将带有凹槽的小铁片或者小瓷片（牙医们称之为"托槽"）固定在牙面上，托槽上用钢丝固定，像铁轨一样，精确地引导牙齿沿着钢丝滑动并排列整齐。

隐形矫治器

当然，还有更先进的隐形矫治器。牙医首先将你的牙齿进行3D扫描，在计算机上设计出牙齿的移动过程和最终排列方式，再用3D打印等先进手段制作出整套透明牙套。牙医会要求你按先后顺序戴用这一系列牙套，这样就可以让牙齿移动到预先设计的位置，不知不觉中就实现了矫治。

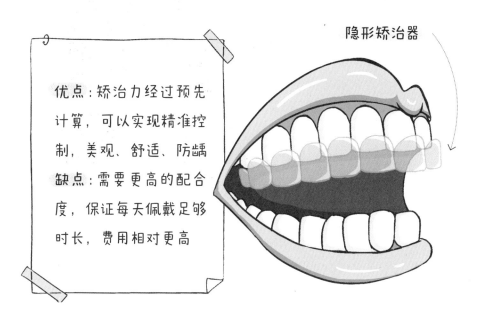

隐形矫治器

优点：矫治力经过预先计算，可以实现精准控制，美观、舒适、防龋
缺点：需要更高的配合度，保证每天佩戴足够时长，费用相对更高

小贴士：

　　为了实现更好的矫治效果，医生通常将上面几种矫治器联合应用。然而，对于一些复杂的颌面畸形，例如严重的未能及早干预的"地包天"或颌骨发育不对称等，就只能采用手术的方式进行矫治了（这种矫治方式被称为正颌—正畸联合治疗）。

09 假如你缺了牙

在你恒牙替换乳牙的那段时间，是不是有过被别人唤作"缺牙巴"的经历？这很正常。但是如果因为外伤、龋齿、牙周病等情况造成的"缺牙巴"就不太正常了，这可能会影响你吃东西和说话，还可能造成邻近的牙齿移位和松动，甚至影响你颌骨的发育。

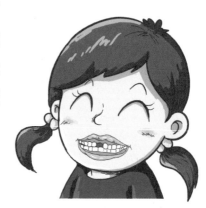

如果乳牙缺失

外伤或者龋齿导致的乳牙缺失，在很多人看来，似乎并没有太大关系，因为乳牙始终会被恒牙替代。千万别抱有这种侥幸的想法，乳牙一旦缺失，应该及时制作间隙保持器以免恒牙的位置被其他牙齿"挤占"，不然的话，恒牙长出后，可能就没有那么整齐哦。

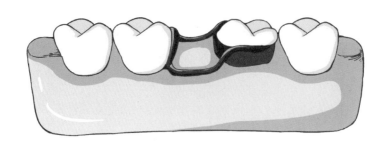

间隙保持器

如果恒牙缺损

恒牙牙冠因外伤或龋齿被大量破坏，即称为牙齿缺损。遇到这种情况，要将剩余的牙体组织保护好，特别是牙根的结构。牙医会对牙根做完善的根管治疗，再通过全冠、嵌体和贴面等方法让牙齿恢复到正常的样子。

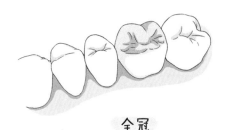

全冠

全冠：

用"全冠"进行修复，这在口腔科很常见。如果牙齿缺损过大，无法填充时，就需要覆盖整个牙冠表面。

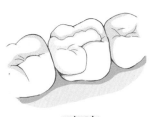

嵌体

嵌体：

当后牙缺损但还留有较大体积的健康牙组织，可以使用嵌体对牙齿缺损的部分进行修复。

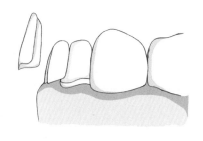

贴面

贴面：

牙齿贴面修复就是在缺损或变色的前牙表面，粘贴一层与正常牙色相近的材料，让牙齿恢复正常的形态。

如果牙列缺损

　　牙齿破坏过多或者患上牙周炎等疾病，导致部分牙齿被拔除或脱落，称为牙列缺损。通常，牙医认为种植牙是牙列缺损最好的补救方法之一。简单来说，就是把人工牙根直接"种"在牙槽骨里，可以达到以假乱真的地步。所以，种植牙又被称为人类继乳牙、恒牙之后的第三副牙齿。如果硬要说它有什么缺点，那可能就是太贵了。

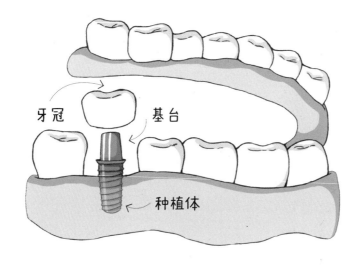

牙冠　　　　基台

种植体

　　知识链接：

　　种植牙的历史距今已有千年。考古学家们发现，远古时期的中国人、埃及人以及玛雅人，用黄金、宝石、象牙等材料，在雕刻成牙齿的形状后，再植入颌骨。这是人类最早的种植牙。

固定桥

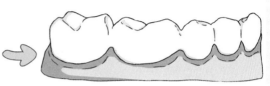

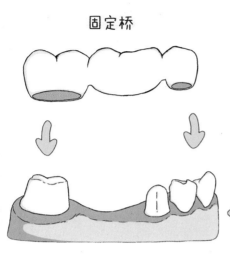

还有一种方式是利用缺牙两边的牙齿做"桥墩"，用架桥的方法将缺失的牙齿"架"起来，这种方式被形象地称为"固定桥"。

此外，还可以用活动义齿替代缺失的牙齿，只是每天都要取戴，有点麻烦。但对于全口牙齿都掉光（牙列缺失）的老年人来说，全口的活动义齿是他们不得已的选择。

由于牙列缺失的老年人缺少自身牙齿的支撑，其牙槽骨会不断萎缩，面容也会变得越来越苍老。

局部活动义齿

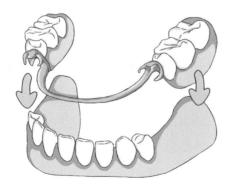

全口活动义齿

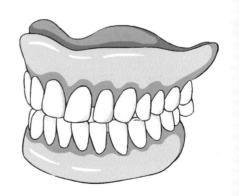

10 给你的牙齿洗个澡吧

我们都知道，刷牙是给牙齿洗澡最好的方式，可有时候当你对着镜子，咧开嘴角，露出牙齿的时候，还是会发现牙齿上有黑褐色的斑块。

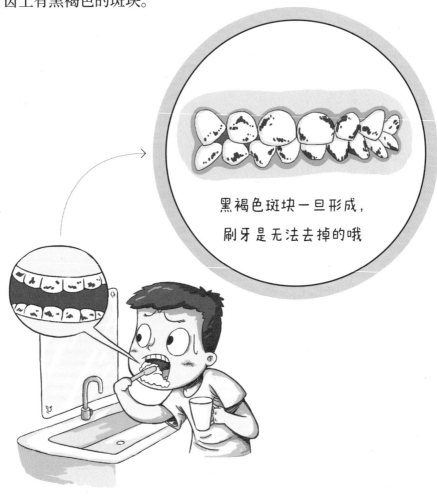

黑褐色斑块一旦形成，
刷牙是无法去掉的哦

　　这可能是在你们乳牙和恒牙交替的时候，由于暂时出现的牙齿排列不齐、牙缝变大，导致食物残渣堆积在牙缝。如果你还有睡觉张口呼吸的习惯，佩戴矫治器的刺激，或者你本来就没有好好刷牙……这些情况都极有可能导致牙龈发炎，从而出现牙菌斑、刷牙出血、牙齿色素沉着，甚至牙结石等症状。

　　一旦大量色素沉着或牙石沉积，刷牙是无法去除的。这时就需要牙医对牙齿进行清洁治疗或抛光等处理。通过超声波高频振动，将附着在牙面的牙石震松、刮除，再用非常精细的磨光膏对牙面进行仔细抛光。在给你洁牙的过程中，牙医还可以发现一些较小的龋齿或其他影响牙齿健康的问题。

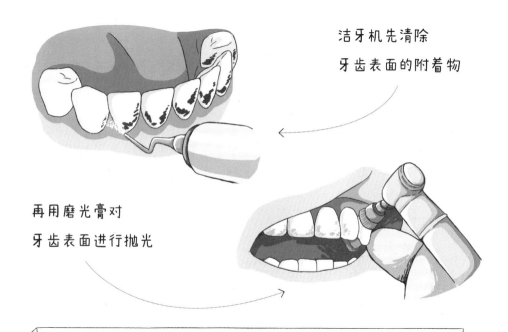

洁牙机先清除
牙齿表面的附着物

再用磨光膏对
牙齿表面进行抛光

牙医建议：

　　如果有大量色素沉着或牙石沉积，就应该对牙齿进行一次深度的清洁了。不用担心，儿童也可以到医院进行专业的洁牙哦。当然，要想拥有一副健康、干净的牙齿，就一定要养成良好的口腔卫生习惯，早晚刷牙，认真刷牙。

11 牙齿白白更漂亮

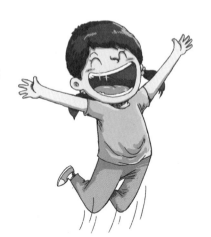

你应该知道"明眸皓齿"这个成语，通常是用来形容漂亮的女生。其中"皓齿"指的就是雪白如玉的牙齿。在我们生活中，一口洁白整齐的牙齿，象征着口腔的健康，也能让你更加自信！

当然，因为一些奇奇怪怪的原因(不好好刷牙也不算太奇怪，但后果很严重)，牙齿可能慢慢变得不那么白了。为了让牙齿白回来，人们可没少下功夫：牙齿漂白剂、牙齿美白贴、美白牙膏……

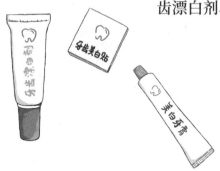

⚠ **注意** 先别贸然行动，想让牙齿变白变美，也需要牙医给你建议和指导。不正确的美白方法可能会对牙齿造成不可逆转的损伤。

有时候我们会发现，老年人的牙齿比年轻人的牙齿更黄一些（这是随着年龄的增长产生的自然现象）。这种情况，牙医可能会建议使用专业的牙齿美白剂。市面上也有一些便捷的牙齿美白贴，里面含有的美白成分浓度较低，且作用时间较短，并不能起到很好的美白作用。

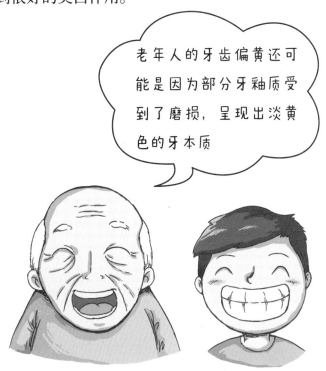

老年人的牙齿偏黄还可能是因为部分牙釉质受到了磨损，呈现出淡黄色的牙本质

仔细观察一下身边吸烟的人，他们的牙齿会因为色素沉着而偏黄。当然，如果喜欢喝咖啡、饮料（带色素那种）也会存在这个问题哦。通过前面所说的洁治和抛光等方法把色素斑块去掉，牙齿又能变白了。

如果是由于龋病、外伤或氟斑牙（在你牙釉质发育时期摄入了过多氟）而导致的牙齿着色，通常是病理性的。这需要牙医使用树脂填充、牙齿漂白和瓷贴面等更加专业的手段来让牙齿重新变漂亮。

12 你需要了解的口腔疾病

你的脸可能是肿的

拍照的时候，为了让脸显得小一点，瘦一点，你们是不是也会选择用 45°角从上至下俯拍或者单手扶额遮挡一部分脸的自拍手法？但是，有的时候，你的脸可能真不是胖，而是肿！

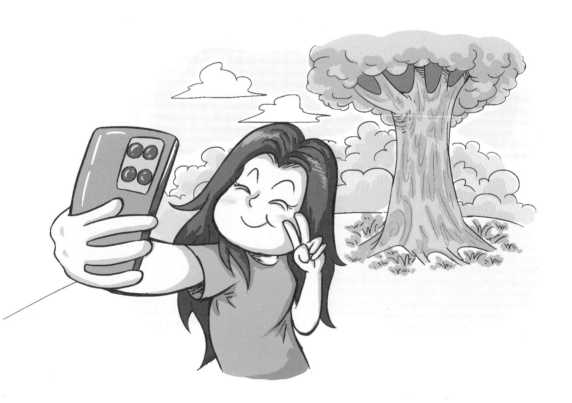

很多口腔颌面部的疾病感染都会引起面部肿胀，看起来就像胖了许多。

智齿冠周炎是颌面部最常见的感染之一，这是由于智齿自身萌出的原因和不太健康的口腔习惯导致智齿周

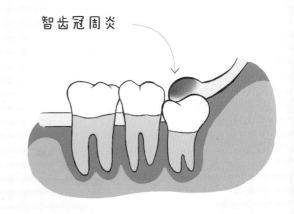

智齿冠周炎

围的牙龈发生肿胀。智齿冠周炎一旦找上你，你的脸就极有可能会肿，会因为疼痛而张不开嘴，并且炎症还有可能会向深处扩散导致颌骨骨髓炎。

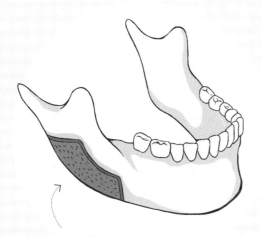

颌骨骨髓炎

引起面部肿胀的常见疾病清单

① 由龋齿引发的急性牙髓炎和急性根尖周炎。

② 牙周病变引起的牙周脓肿。

③ 第三磨牙阻生引起的智齿冠周炎等。

更为严重的是，如果智齿冠周炎或其他面部的感染继续扩散，可能导致面部多个部位广泛性肿胀（颌面部蜂窝组织炎）。如果下巴下方的区域被感染波及，肿胀的部位可能会压迫气管，导致呼吸不畅、窒息，从而危及生命。

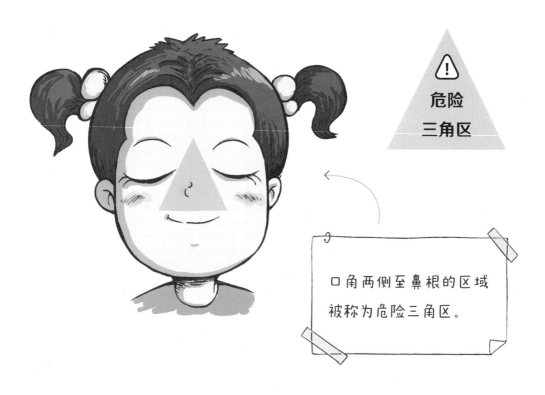

危险三角区

口角两侧至鼻根的区域被称为危险三角区。

此外，面部软组织的血液容易逆流。如果面部危险三角区因为感染发生肿胀，千万不要挤压，因为增大的压力可以推动细菌顺着静脉逆流，到达大脑内形成颅内感染。这时，应当及时就医。医生除了进行抗炎治疗外还需要冲洗清除感染物，同时选择合适的时机切开脓肿以免引发生命危险，然后再进行消炎处理。

笑得合不拢嘴

如果听到一个很好笑的笑话，你们可能会笑得合不拢嘴。但你知道真的合不拢嘴是什么样的体验吗？

牙医可以肯定地告诉你：那一点都不好笑！

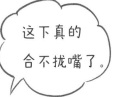

这下真的合不拢嘴了。

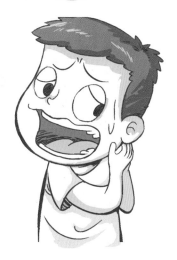

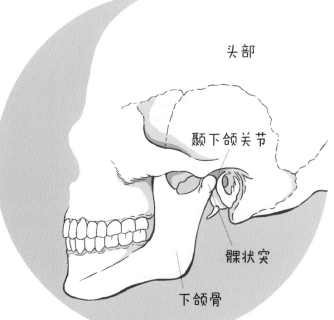

头部

颞下颌关节

髁状突

下颌骨

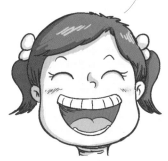

大家现在张开嘴巴试试看哦！

你们的下颌骨是通过颞（niè）下颌关节和头部连接在一起的。下颌骨随着颞下颌关节的运动，就能完成张口和闭嘴的活动了。当你们张闭口时，用双手在双侧耳屏前方可以摸到两个活动的突起，这就是颞下颌关节的主角——髁（kē）状突。

正常情况下，髁状突是位于上方的关节窝内的，在里面可以转动和滑动，自由而灵活。但在某些时候 (如打哈欠、大笑)，髁状突的运动会越过关节窝的前界。这里是一个比较高的陡坡，髁状突一旦越过就不容易恢复，即造成关节脱位。颞下颌关节脱位可以发生在单侧或双侧。一旦发生脱位，你会感觉到下巴前伸，无法回到原来的位置，牙齿也无法正常咬合。原来髁状突的位置可以摸到明显的凹陷，同时面部会被明显拉长。如果是单侧脱位，下巴还会歪向没有脱位的那一侧。

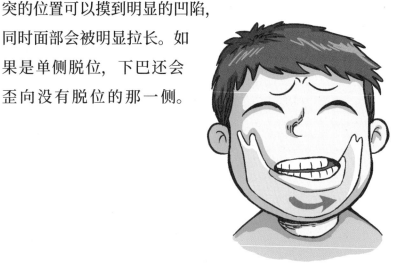

单侧脱位

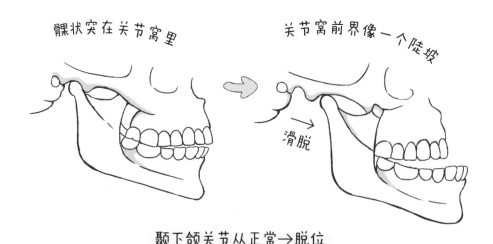

髁状突在关节窝里　　　　　关节窝前界像一个陡坡

滑脱

颞下颌关节从正常→脱位

更为难受的是，随着肌肉的拉伸，脸颊还会出现明显的酸疼和痉挛。

发生这样的关节脱位后，一定不要紧张，因为这除了增加关节复位的难度外，对你没有任何帮助。放松下来，轻轻按摩面颊部的肌肉，试着慢慢让关节恢复到原有的位置。如果没有效果，应当尽快就医，脱位时间越长，复位的难度越大。

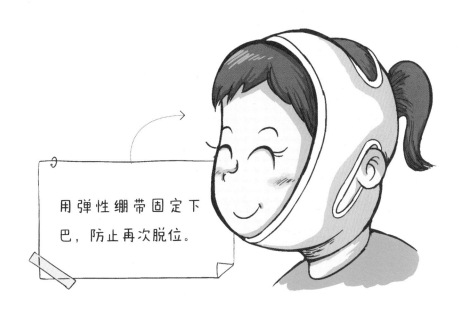

用弹性绷带固定下巴，防止再次脱位。

牙医建议：

颞下颌关节复位后，一定要注意避免再次脱位，反复地多次脱位会导致此处关节囊和肌肉松弛，从而发生习惯性脱位。复位后，短期内必须限制大张口活动，用弹性绷带辅助固定下巴能有效地防止再次脱位。

吐血是一种什么体验

你们有没有看过周星驰主演的电影《唐伯虎点秋香》？问问你们的爸爸妈妈，他们肯定看过，而且还会对电影里"对穿肠"对诗吐血的镜头印象深刻吧。

电影里多少有些夸张的成分，虽然口腔颌面部软组织血供非常丰富，因为各种原因导致的急性口腔出血也并不罕见，但是，血可不是那样吐的。

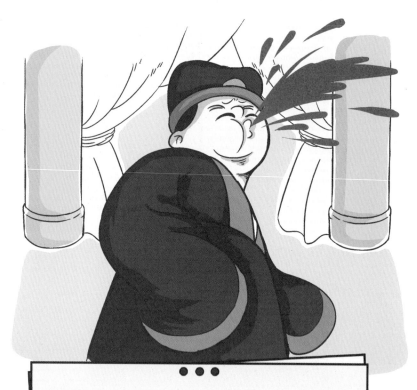

周星驰主演的著名电影《唐伯虎点秋香》中，唐伯虎把"对穿肠"气得口吐鲜血。

经常有人抱怨早上起床或刷牙时会发生口腔出血，满嘴的血腥味，甚至在枕头上还可以看到血渍。于是发出一声惊呼：我吐血了！

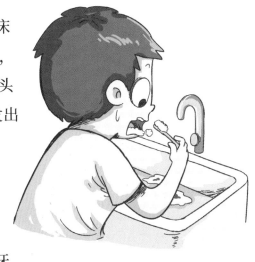

不要大惊小怪，这种情况一般被称为急性口腔出血。虽然牙齿自身的血供很少，但周围的牙龈等牙周组织中的血供非常丰富，急性口腔出血大多发生在牙龈和牙周组织。所谓的吐血，其实就是牙龈渗(shèn)血，只是混合了口腔中的唾液才会显得出血量比较大，不用过度惊慌，及时就医就行了。

⚠ **注意**　牙龈渗血如果不是特别严重，仍然要仔细刷牙哦！

牙龈出血首先应当排查是否是血液系统的疾病。口腔黏(nián)膜是全身健康的窗户，很多疾病能够反映在口腔黏膜上。如果有血友病、白血病等血液系统疾病，常会发生牙龈肿胀和出血。此外，如果长期服用抗凝血药物也会发生牙龈出血。

牙龈渗血

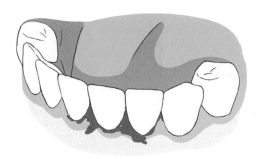

如果排除了血液系统的问题，牙龈肿胀和出血多数时候是牙龈炎或牙周炎导致的。这时需要对牙周进行彻底的洁治，并定期复查。

　　此外，牙外伤或者拔牙后，也会出现牙龈出血。对于拔牙术后出血，可以紧咬棉球半小时左右来止血。出血严重时，还可以缝合伤口以减少局部出血。对于外伤出血，应该及时就医，必要时也要缝合伤口。

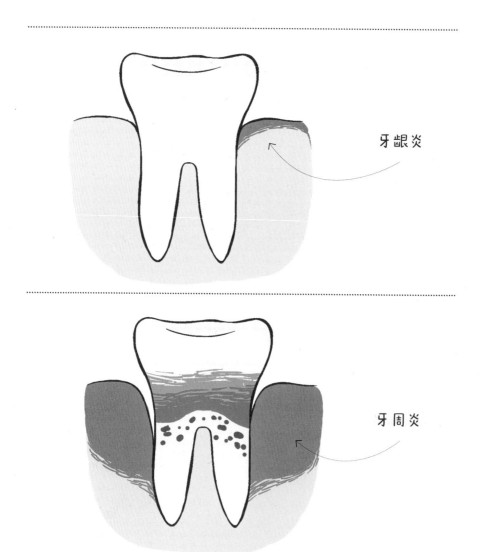

牙龈炎

牙周炎

烦人的口腔溃疡

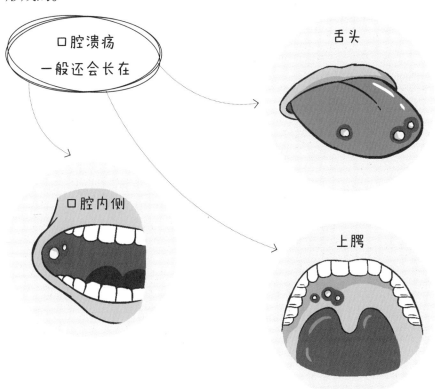

你可能有过嘴里长溃疡（kuì yáng）的经历，一碰就疼，真是烦人。

口腔溃疡的学名为"口腔复发性阿弗（fú）他溃疡"，从学名就可以看出，复发性是口腔溃疡的重要特点。口腔溃疡主要是口腔黏膜的表层破损造成的，一般会长在嘴唇内侧、舌头、舌腹和口底，以及软腭等部位。溃疡的样子就像是一个或多个针尖或米粒大小的黄色斑点，周围还有一些红色边缘，这是黏膜充血形成的。

口腔溃疡
一般还会长在

舌头

口腔内侧

上腭

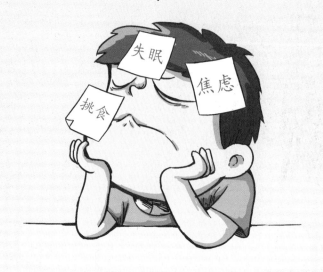

口腔黏膜的感觉神经末梢非常丰富，如果不小心患上口腔溃疡，在说话进食等情况下，触碰到了会非常疼。口腔溃疡发生的原因目前还不清楚。医生们推测，这可能和遗传因素、精神压力过大、作息不规律、偏食或缺乏维生素以及自身免疫力等综合性因素有关，因此口腔溃疡也没有特别有效的治疗药物。

让人欣慰的是，口腔溃疡是一种"自限性疾病"，即便不用任何药物，一般在1~2周后也能自行愈合，且愈合后不会留下疤痕。

牙医建议：

对症治疗，即加强口腔卫生，局部用药消炎止痛即可。

由于口腔溃疡易复发的特点，所以通常难以根治，愈合后还有可能在口腔的其他部位再次发生。收好下面这些牙医给你的建议，说不定能用得上哦。

如何应对口腔溃疡

① 保持规律的作息和健康饮食，缓解心理压力，口腔溃疡发作间隔时间就会延长，也会减少复发的频次。

② 溃疡的反复发作通常是在口腔黏膜的不同位置，且一般短时间（1～2周）就会愈合，因此不必过度担心。

③ 对于某些多次在同一位置复发、破损面积相对较大和深的溃疡，以及发作后长时间仍不愈合的溃疡仍然需要保持足够的警惕。积极就诊，避免长时间的局部刺激造成黏膜的癌（ái）变。

困扰成年人的口腔流行病

前面你们已经了解到了龋病对牙齿以及身体的危害。还有一种常见的口腔疾病，带来的危害和龋齿相比有过之而无不及——它就是牙周病。

牙龈炎与牙周病是成人最常见的口腔疾病，你们的爸爸妈妈可能经历过。牙周病还是导致成人牙齿松动甚至脱落的最主要原因之一。引起牙龈炎与牙周病的罪魁祸首和龋齿一样，仍然是细菌。

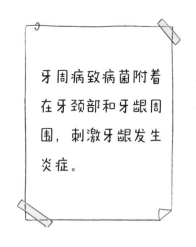

牙周病致病菌附着在牙颈部和牙龈周围，刺激牙龈发生炎症。

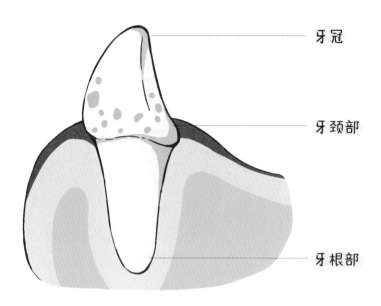

牙冠

牙颈部

牙根部

早期的细菌并不牢固地附着在牙齿表面，随着时间的延长和细菌种类的增多，才逐渐形成牢固的菌斑。正常情况下，菌斑用肉眼是看不见的，只有通过特殊的染色剂才能使它现出原形。如果菌斑长时间附着在牙颈部，会刺激牙龈，导致牙龈炎，感染炎症的牙龈会肿胀，变成暗红色，并且轻微刺激（例如刷牙、进食或遭遇冷空气）就容易出血。

　　早期的牙龈炎并不用太担心。我们通过认真刷牙和口腔清洁就可以比较容易地去除菌斑，牙龈的炎症也会逐渐消退，恢复健康。

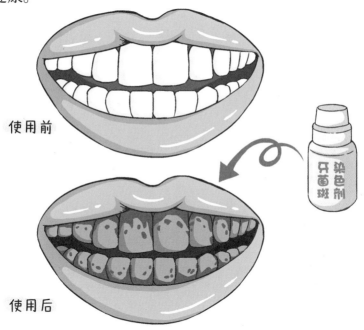

使用前

使用后

染色剂
牙菌斑

你以为自己的牙齿很干净，用菌斑染色剂之后，可以发现牙面仍然存在大量的菌斑。可能你并没有好好刷牙，或者刷牙方式不太正确。

但如果这时仍然没有得到足够的重视，牙龈的炎症会继续向深部发展形成牙周病。

牙周病的特点

① 牙齿周围的骨组织逐渐被吸收、减少。

② 骨组织上附着的牙龈退缩。

③ 牙根逐渐暴露，更多的细菌附着形成菌斑，从而形成一系列的恶性循环。

④ 最终导致牙齿松动甚至脱落。

牙菌斑钙化形成牙结石

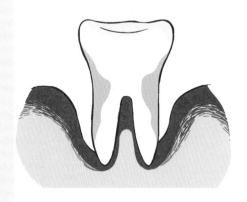

牙龈退缩，牙根暴露

随着牙周病的不断进展，牙菌斑逐渐增厚并钙化形成牙结石，它们附着在牙面上，更加牢固。通过简单的刷牙根本无法清洁干净，只能由医生采用超声波清洁治疗或用专业手法的刮治才能去除。更需要强调的是，一旦牙龈炎转变为牙周病，即便进行了积极完善的治疗，退缩吸收的骨组织也不能恢复如初。

千里之堤，溃于蚁穴。危害巨大的牙周病早期就是由不起眼的牙菌斑导致的，而刷牙则是去除牙菌斑最为简单和有效的方法之一。

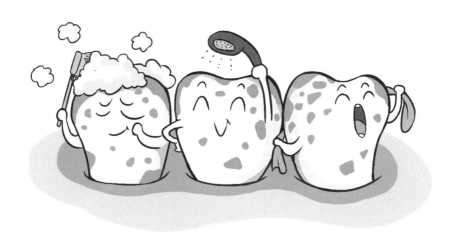

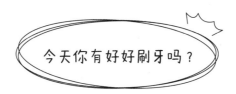

今天你有好好刷牙吗？

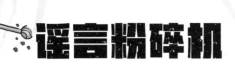

谣言粉碎机

谣言1 口臭是因为你有胃病了？

这可不一定。口腔里面有异味，有时候是口腔本身的原因，也有可能是你身体出现了其他状况。正常情况下，口腔里有大量的常驻细菌，如果没有好好刷牙，里面会存留食物残渣以及过厚的舌苔，在细菌的作用下就容易产生酸臭味。口中的龋洞或者牙龈炎也可能让口腔发出腐臭味。牙周病导致牙龈出血也可能造成口腔异味。此外，一些全身性的疾病也会导致口腔出现异味。如果发现口腔异味，在做好口腔清洁的同时，最好到医院进行相应的检查哦。

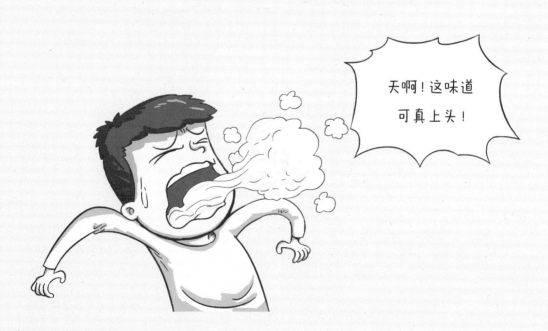

天啊！这味道可真上头！

谣言2 妈妈说，花椒可以治疗牙疼。

麻烦你告诉你的妈妈，不可以哦。把花椒含在嘴里，感觉嘴麻，是因为花椒中的花椒麻素等成分刺激味觉诱发的刺痛感，而并非麻醉了神经末梢。如果是比较严重的牙病，伤及了牙神经导致剧烈的疼痛，止疼药也未必会有良好的效果，更别说花椒了。赶紧去医院吧，别再相信民间的偏方了。

妈妈，花椒不能治牙疼！

谣言3 新的恒牙上有不透明的白色斑点，这是缺钙吗？

不是。牙面上的白色斑点确实是因为牙齿钙化不正常形成的。在牙齿尚未萌出时，恒牙胚发育的正常化过程中，有全身发热、乳牙外伤或其他原因导致恒牙胚发育间断或损伤，就会出现这种情况。新的恒牙萌出时，牙冠的发育就已经完成了，因此，牙面上的白色斑点并不能反映你们是否缺钙。

乳牙

恒牙

谣言4 茶和咖啡会让牙齿变黑？

不完全正确。牙齿的颜色是由牙齿自身的矿化情况等决定的，茶、咖啡等饮料产生的外来色素通常不会改变牙齿自身的颜色。但是，这种色素会沉着在牙面上，遮盖牙齿自身的颜色，不但严重影响美观，还会导致菌斑在牙面上附着。刷牙并不能完全清除这些色素，需要牙医通过超声波和牙面抛光来去除。

谣言5 换牙比同龄的孩子晚，说明生长发育也落后吗？

不能直接把两者画上等号。虽然牙齿的替换能在一定程度上反映你们身体的发育情况，但换牙时期的年龄跨度相对较大，在同龄孩子间也并不一致。因此牙龄与实际年龄、骨龄之间存在一定的差异性，换牙较晚并不能说明发育落后。

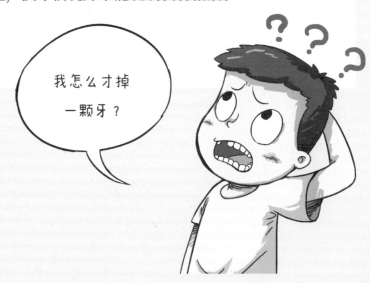

我怎么才掉一颗牙？

谣言6 夜磨牙是因为肚子里有虫？

　　这个谣言可谓是流传已久，但是有研究表明，磨牙症与肠道寄生虫感染之间没有因果关系。睡觉磨牙这个毛病有点复杂，病因目前没有明确定论。从局部因素而言，牙齿排列和咬合的关系、长期缺牙导致的邻牙倾斜以及牙周病都可能导致夜间磨牙。从精神、心理因素来说，如紧张、生活焦虑、学习压力大等也会引起夜间磨牙。此外，遗传因素以及某些胃病也可能是磨牙症的致病因素。在儿童时期，夜间磨牙可能是你们牙齿萌出和替换诱发的一种正常生理现象，随着年龄增长，磨牙频度会逐渐下降。当然如果情况严重，建议使用磨牙垫。

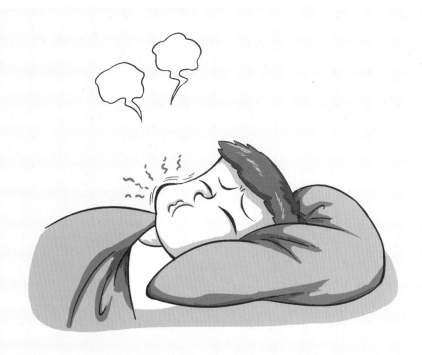

谣言7 做了窝沟封闭或涂氟之后 就可以不用认真刷牙了？

牙齿咬合面的窝沟很深，细菌可以在里面大量繁殖。窝沟封闭是指牙医用防龋性树脂将窝沟表面给遮蔽住，从而铲除细菌驻留的温床，有效预防龋齿。涂氟就像是给牙齿穿上了一层铠甲，通过增加牙面的抗酸性、减少细菌的附着来预防龋齿。但再厚的城墙也抵抗不住敌人的反复进攻，如果不通过刷牙加强口腔卫生，牙齿仍然难逃龋齿的厄运。

谣言8 刷牙越用力，刷得越干净吗？

千万别！当心适得其反。早期的菌斑在口内附着并不牢固，用适度力量（通常情况下，比握笔的力度稍大就可以）去刷牙就足以清除牙面的菌斑了。适度的力量还可以在刷牙的同时起到按摩牙龈的作用。相反，如果用过大的力量去刷牙，不仅会造成牙面磨耗，还可能会导致牙齿敏感，甚至有可能损伤牙龈。

谣言9 冬天用凉水刷牙，可以锻炼牙齿吗？

不能。过度的冷热刺激不仅无助于牙齿健康，反而可能通过牙体组织将这种刺激传导至牙髓（特别是在牙齿有磨耗或者龋洞时），激惹牙髓使它更加敏感，严重时还可能诱发牙髓炎。

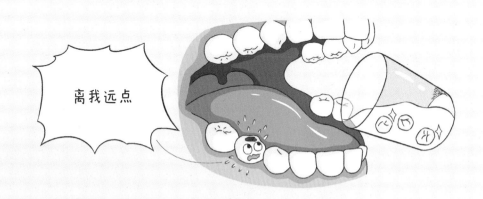

离我远点

谣言10 牙齿矫正越早越好吗？

这也不一定哦。不同的牙齿问题应该选择不同的、合适的时机进行矫治。对于在乳牙期就已经发生的"地包天"，应当尽早干预治疗，以防问题越来越严重；替牙期的一些牙齿排列异常，有些会随着面部发育和牙齿生长而自然调整，可以等到牙齿替换完成后再判断是否矫治；对于一些明显的颌骨发育异常，开唇露齿、异常吞咽、口呼吸等肌肉问题，以及牙弓狭窄、牙齿拥挤等情况，则需要在生长发育期间干预治疗，以阻止问题继续发展。总而言之，定期检查，有利于医生监测你牙齿发育的情况，从而选择合理的矫治时机。

谣言11 睡前不需要刷牙，
反正早上起来都要刷。

　　这是一个完全错误的认知！睡前刷牙是非常重要的。夜间睡眠时，人体的机体代谢减弱，表现为呼吸频率、心跳等都相对变慢，同时夜间分泌的唾液流量也明显减少（唾液的冲刷作用对于预防菌斑的附着、形成和繁殖是非常重要的）。如果睡前不刷牙，口腔中的细菌将在夜间大量繁殖，并牢固附着在牙面，严重影响口腔和身体的健康。

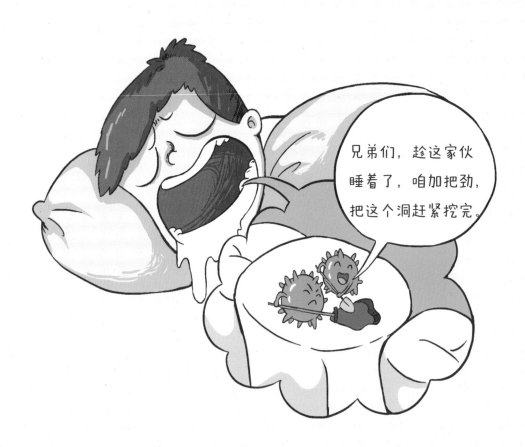

谣言12 刷牙次数越多越好吗？

当然不是哦。你可能已经知道了，刷牙是保护牙齿最简单有效的方法。但口腔中菌斑的形成需要相对较长的时间，通常刷牙后4小时左右细菌在牙面附着，8小时后细菌迅速生长，并在 2~3 天后菌斑成熟。因此没有必要过于频繁地刷牙，这对于预防菌斑形成或清除菌斑没有明显的提升效果。相反，过度刷牙或用力刷牙会造成牙面磨耗，导致牙敏感或缺损。牙医建议，每天早晚各刷一次就足够了。当然，每餐饭后用清水或漱口水含漱，也可以清理口腔内存留的食物残渣。

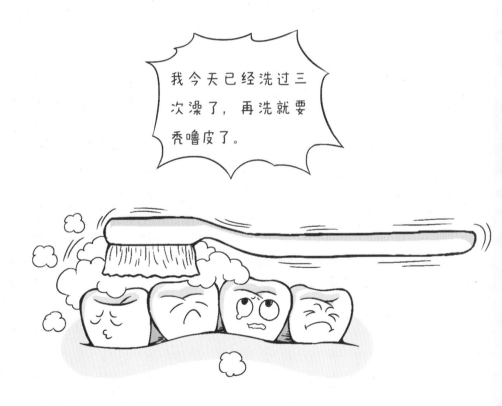

谣言13 电动牙刷比手动牙刷效果更好。

不对。电动牙刷通过刷毛的机械旋转或振动来清洁牙面，与传统的手动牙刷相比，清洁效率或许更高。同时，电动牙刷上常有 1~3 分钟的定时提醒，有助于你们养成良好的口腔卫生习惯。但就刷牙效果而言，掌握正确的刷牙方法比选择哪种牙刷更为重要。如果你做到了正确刷牙，两者的效果基本上是一样的。此外，对于某些特殊情况，如正在进行固定矫治的人群并不推荐使用电动牙刷。对于重度牙周病患者，也应在医生的指导下选择合适的牙刷。

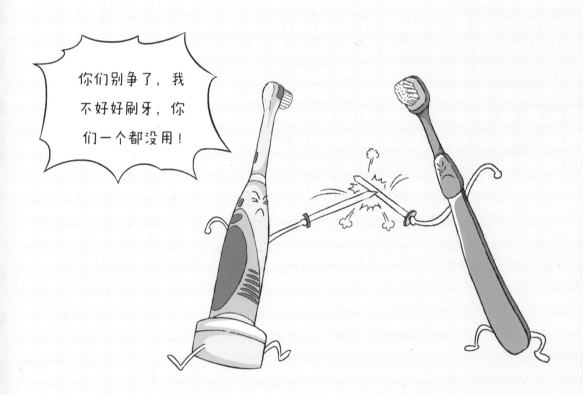

谣言14 哎呀！牙龈都出血了，就不要刷牙了。

记住，刷牙别停。牙龈出血是牙面上的菌斑刺激牙龈发生炎症所致。刷牙是去除菌斑最简单有效的方法，如果刷牙时牙龈少量出血，应该继续认真刷牙，彻底清除牙面菌斑后，牙龈炎症会自然消退。当然，如果牙龈出血较多且无法止住时，应当及时到医院就诊。

谣言15 爸爸妈妈有龋齿，
你们就一定会有龋齿吗？

这可不一定。虽然我们常常看到，父母有龋齿孩子大概率也会发生龋齿，这是因为遗传因素对牙齿有一定的影响。但更重要的因素是，同一家庭成员的饮食习惯和口腔卫生习惯比较接近，比如爱吃甜食、刷牙方法和时间不正确等，这才是导致龋齿的主要原因。只要掌握正确的刷牙方法，保护好牙齿，遗传因素的影响是非常小的。

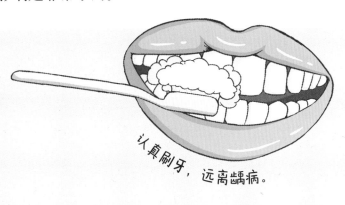

认真刷牙，远离龋病。

谣言16 使用牙线会让牙缝变大吗？

当然不会了。与刷牙一样，牙线也可以辅助我们清洁牙齿。我们的牙齿缝隙较小，牙刷无法深入，这时就需要借助牙线。通常在每天晚上刷牙前使用一次牙线就行了。需要注意的是，使用时不要用力刺激牙缝下面的牙龈，这有可能会让牙龈受到损伤。特别提醒：锐利的竹制牙签容易刺伤牙龈，导致牙龈退缩并加重食物嵌塞，通常是不建议使用的（较小的儿童可以在家长的帮助下使用牙线，7岁以上的儿童，则要学会独立使用）。

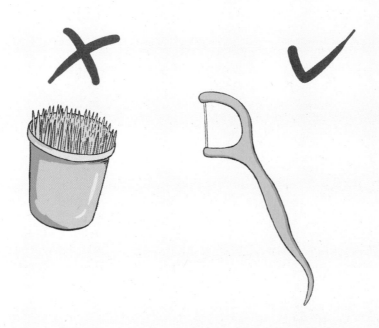

谣言17 经常咬硬东西，能锻炼牙齿吗？

牙齿是由牙本质为主体构成的，外面包裹着坚硬的牙釉质。牙釉质的硬度堪比金刚石，可以咬碎非常坚硬的食物。但另一方面，牙齿的脆性也相对较大，如果突然承受过大的力量（咬坚果的硬壳、进食时咬到坚硬的石头、用牙齿咬开瓶盖等危险动作）时，可能导致牙齿产生很深的裂纹甚至折裂。对于多数牙齿而言，牙齿折裂可是灾难性的，通常会导致拔牙。因此，经常咬硬东西，不仅不能锻炼牙齿，还可能导致严重的牙齿损伤。

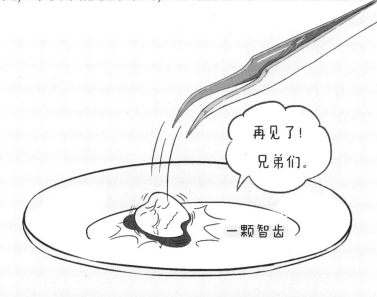

再见了！
兄弟们。

一颗智齿

谣言18 智齿不能拔，拔了其他牙齿会松。

拔除智齿对其他牙齿的松紧并没有影响。由于咀嚼运动时的咬合力量对牙齿的作用是向前方的，最末端的智齿拔除后并不会影响前方牙齿的排列，也不会导致邻牙松动。对于某些下前牙拥挤而排列不齐的情况，拔除萌出方向不正的智齿还可以避免前牙拥挤进一步加重。

我的换牙手账

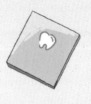

在 ⬭ 中写下
你换牙的日期。

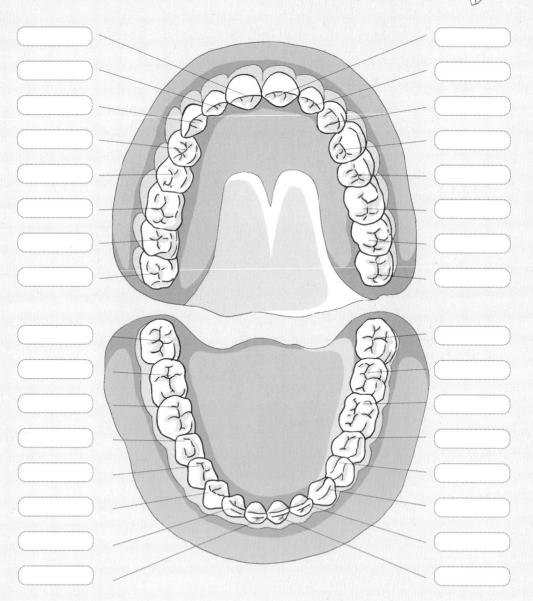

记录你与牙齿的那些事儿

我最顽固的一颗牙

最惨痛的换牙经历

第一次看牙医

我是这样保护牙齿的

小小牙医问诊了

读完了这本牙齿百科，你是不是已经掌握了好多爱牙护牙的小知识啊？现在你就是家里的小小牙医，快给你的爸爸妈妈

爸爸的牙齿小档案

	牙齿问题	建议解决方案	
问题1	牙齿色素沉着泛黄□ 病理性着色□ （龋病、氟斑牙等）	认真刷牙□ 使用牙线□ 洁治抛光□	树脂填充□ 牙齿漂白□ 瓷 贴 面□
问题2	龋齿（　颗）□	认真刷牙□ 使用牙线□ 涂氟治疗□	根管治疗□ 填充治疗□
问题3	恒牙缺损□ 牙列缺损□	全冠□ 嵌体□	贴 面□ 种植牙□
问题4	牙齿是否松动 有□　没有□ 牙龈是否红肿 有□　没有□	认真刷牙□ 使用牙线□ 洁牙治疗□	
问题5	你还发现了：		

检查一下，看看他们的牙齿都有哪些问题？把这些问题记录在下面的"牙齿小档案"中，并且给出解决方法。最重要的是，一定要提醒他们早晚认真刷牙，使用牙线哦。

妈妈的牙齿小档案

	牙齿问题	建议解决方案	
问题1	牙齿色素沉着泛黄□ 病理性着色□ （龋病、氟斑牙等）	认真刷牙□ 使用牙线□ 洁治抛光□	树脂填充□ 牙齿漂白□ 瓷贴面□
问题2	龋齿（　颗）□	认真刷牙□ 使用牙线□ 涂氟治疗□	根管治疗□ 填充治疗□
问题3	恒牙缺损□ 牙列缺损□	全冠□ 嵌体□	贴面□ 种植牙□
问题4	牙齿是否松动 有□　没有□ 牙龈是否红肿 有□　没有□	认真刷牙□ 使用牙线□ 洁牙治疗□	
问题5	你还发现了：		

我的护牙检测表

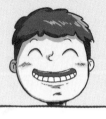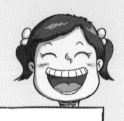

	我的护牙目标	我给自己 几颗星	爸爸妈妈给我 几颗星
目标 1	早晚刷牙，尤其是晚上，没有偷懒或者忘记刷牙		
目标 2	每次刷牙 3 分钟，并且做到认真、仔细		
目标 3	饭后用清水漱口，保持口腔清洁		
目标 4	会用牙线清理牙缝间的食物残渣		
目标 5	定期到医院为牙齿涂氟，保护牙齿		
目标 6	在牙医的建议下完成窝沟封闭		
目标 7	尽量少吃甜食，吃完之后最好是漱漱口		
目标 8	定期去牙科检查牙齿，看看有没有隐藏的毛病		

⭐⭐⭐ 表示"你很棒"

⭐⭐ 表示"你可以哟"

⭐ 表示"你需要加油了"